Désirée Louise Dräger

Friedrich Berthold Reinke (1862-1919)

Désirée Louise Dräger

Friedrich Berthold Reinke (1862-1919)

Eine biographische und bibliographische Aufarbeitung seines Lebens und seiner wichtigsten wissenschaftlichen Werke

Südwestdeutscher Verlag für Hochschulschriften

Impressum / Imprint
Bibliografische Information der Deutschen Nationalbibliothek: Die Deutsche Nationalbibliothek verzeichnet diese Publikation in der Deutschen Nationalbibliografie; detaillierte bibliografische Daten sind im Internet über http://dnb.d-nb.de abrufbar.

Bibliographic information published by the Deutsche Nationalbibliothek: The Deutsche Nationalbibliothek lists this publication in the Deutsche Nationalbibliografie; detailed bibliographic data are available in the Internet at http://dnb.d-nb.de.

Coverbild / Cover image: www.ingimage.com

Verlag / Publisher:
Südwestdeutscher Verlag für Hochschulschriften
ist ein Imprint der / is a trademark of
OmniScriptum GmbH & Co. KG
Heinrich-Böcking-Str. 6-8, 66121 Saarbrücken, Deutschland / Germany
Email: info@svh-verlag.de

Herstellung: siehe letzte Seite /
Printed at: see last page
ISBN: 978-3-8381-3850-3

Zugl. / Approved by: Rostock, Universitätsmedizin, Diss., 2013

INHALTSVERZEICHNIS

ABBILDUNGSVERZEICHNIS

TABELLENVERZEICHNIS

Gewidmet den Familien Schmeling
und Sydow

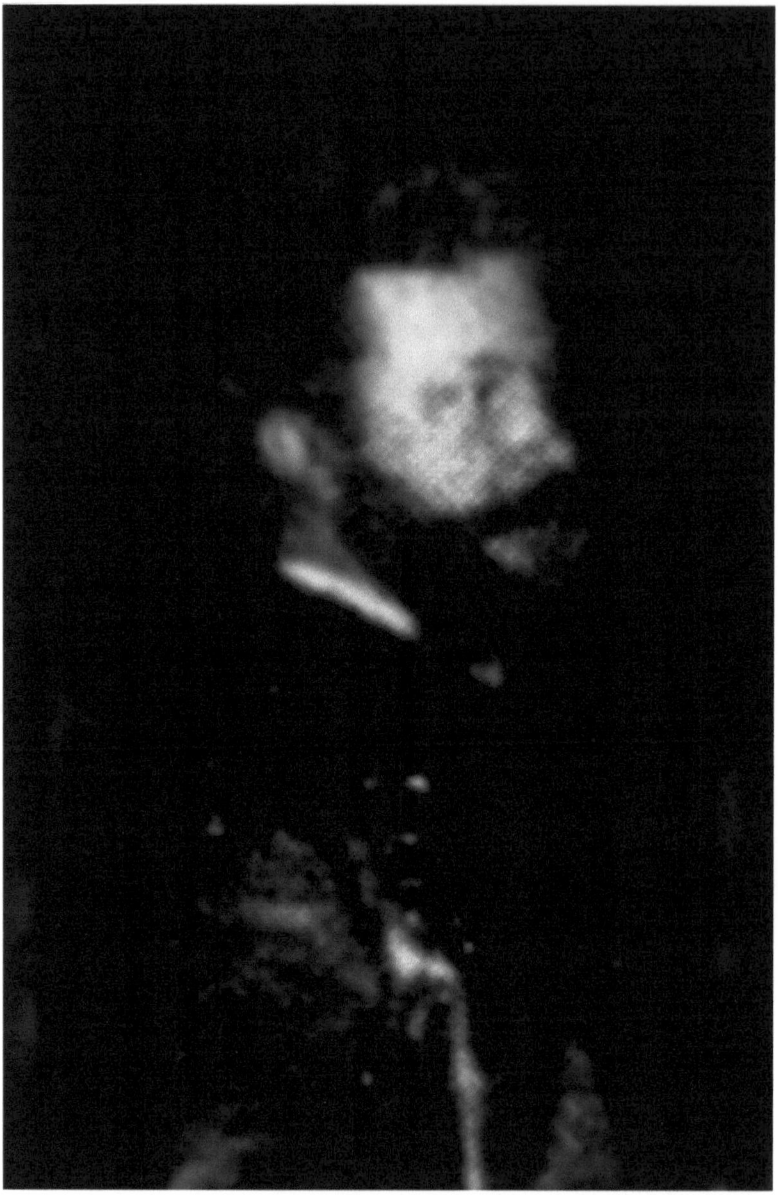

1. Einleitung und Zielstellung

Eine medizinisch-historische Betrachtung soll nicht nur an vergangene Zeiten erinnern, sie soll nicht nur der Pflege der Tradition dienen, sondern als geschichtlicher Rückblick die Voraussetzung zur Beurteilung und zur Einordnung der Leistung vergangener Epochen schaffen, um so Gegenwärtiges in seiner Bedeutung und in seinem zukünftigen Entwicklungsaufgaben einschätzen zu können.

Der Rostocker Anatom und Arzt Friedrich Berthold Reinke lebte in einer Zeit, in der für die Anatomie viel Neuland gewonnen wurde. Eine Vielzahl von medizinischen Erkenntnissen wurde durch die Forschungsarbeiten von Anatomen gewonnen. Die ersten Erfolge auf dem Gebiet der Tumorerforschung fallen in diese Zeit. Auch Friedrich Reinke betätigte sich auf diesem Gebiet. In Zusammenarbeit mit Professor Gotthold Herxheimer veröffentlichte er im Jahre 1913 den Forschungsbericht über die *„Pathologie des Krebses. Ergebnisse der allgemeinen Pathologie und pathologischen Anatomie des Menschen und der Tiere“* (LUBARSCH, 1913). Diese Publikation war nur eine von vielen und seine letzte Veröffentlichung zu Lebzeiten.

Im Schrifttum lassen sich nur wenige Dokumente über das Leben und Wirken von Friedrich Berthold Reinke finden. Dementsprechend war es erforderlich, sich auf ein möglichst erschöpfendes Archivgut und Quellenmaterial zu beziehen. Das Vorhaben gestaltete sich als äußerst schwierig und langwierig, da über seine Person nur wenige Dokumente erhalten und archiviert waren. Erst Recherchen zu seiner Familie, dem Vater Pastor Theodor Reinke, seinen Brüdern Professor Dr. phil., Dr. theol. Dr. bot. Johannes und Pastor Bernhard Reinke lieferten Repliken, so dass neue Anhaltspunkte gewonnen wurden. Erst nach längerem Suchen fanden sich in Porto Alegre (Südbrasilien) lebende Nachkommen des Bruders Bernhard Reinke. Durch die Bereitschaft dieser Familie war es möglich, an unbekanntes Schriftgut und Fotomaterial zu gelangen, welche in dieser Dissertation erstmals Gegenstand einer wissenschaftlichen Untersuchung wurden.

Reinke war ein extrovertierter Zeitgenosse, sein Schaffensdrang veranlasst ihn z. B. beim Blick aus dem Institutsfenster, dem Gesang der Vögel lauschend, den Larynx des Vogels mit dem des Menschen zu vergleichen. Aus diesem Vergleich ist eine seiner bekanntesten Publikationen hervorgegangen: „*Ueber die funktionelle Struktur der menschlichen Stimmlippen mit besonderer Beruecksichtigung des elastischen Gewebes*" (REINKE F., 1897). In einer früheren Forschungsarbeit aus dem Jahre 1896 schrieb er „*Ueber Krystalloidbildungen in den interstitiellen Zellen des menschlichen Hodens*" (REINKE F., 1896). Beide Publikationen beziehen sich auf medizinische Probleme, die auch heute noch Gegenstand medizinischer Forschung sind. Ein Großteil seiner wissenschaftlichen Arbeiten verfasste Reinke während seiner Tätigkeit am Anatomischen Institut der Universität Rostock von 1893 bis 1904. Obwohl er in Rostock mehr geduldet wurde, als dass man seine Forschungsarbeit schätzte, hatte er in dieser Schaffenszeit seine größten wissenschaftlichen Erfolge erzielt.

Das Ziel dieser Dissertation ist die Neueinordnung des Menschen F. B. Reinke unter Konkretisierung seines Lebens und Wirkens. Diese Niederschrift soll ihren Anteil dazu leisten, dass die historischen Schätze der Rostocker Anatomie und ihre faszinierende Geschichte nicht in Vergessenheit geraten. Sie soll das Andenken an das Wirken von Friedrich Berthold Reinke lebendig erhalten.

Die vorliegende Aufzeichnung gliedert sich in mehrere Abschnitte. Ein Teilbereich erarbeitet biographisch sein Leben im Kontext seiner Familie und seiner Zeit auf. Im Anschluss wird sein beruflicher Werdegang skizziert, wobei die Schwerpunkte sich auf seine bedeutendsten Werke, die sich mit der Deskription des Reinke-Raumes und der Reinke- Kristalloide, beschäftigen. Abschließend werden diese Befunde und ihre Bedeutung für die heutige Medizin diskutiert. Die Anerkennung seiner fachwissenschaftlichen Arbeiten wurde ihm zu Lebzeiten nicht zuteil, erst lange nach seinem Tod wurden seine Werke gewürdigt. Diese Niederschrift soll posthum die großen anatomisch-medizinischen Erfolge beschreiben.

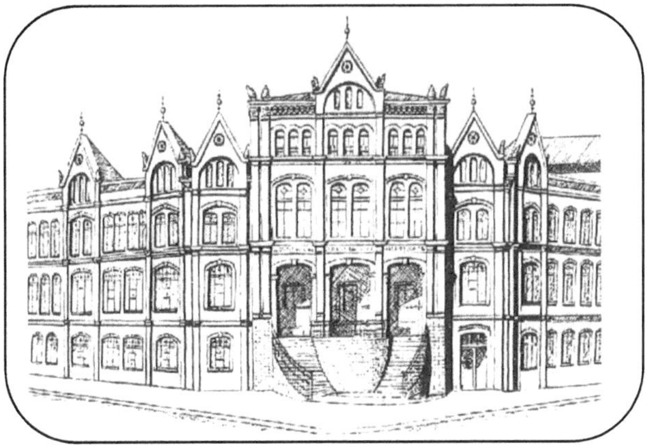

Abbildung 1 Institut für Anatomie der Universität Rostock um 1900 (G. Beck)

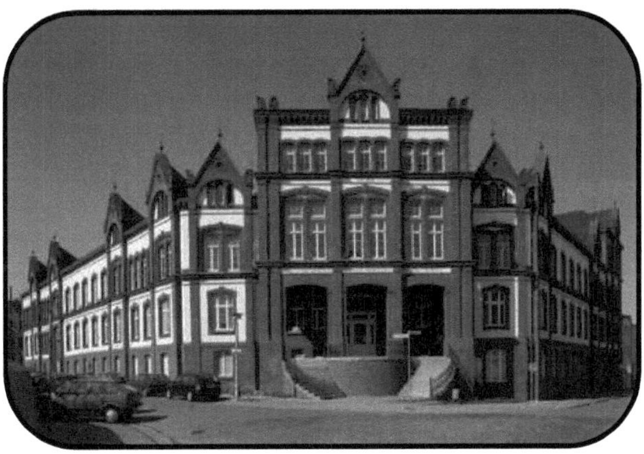

Abbildung 2 Institut für Anatomie der Universität Rostock nach der kompletten Rekonstruktion (A. Hawlitschka)

1.1. Geschichte der Anatomie

„Taceant colloquia. Effugiat risus. Hic locus est ubi mors gaudet succurrere vitae."

Giovanni Battista MORGAGNI (1771)

Die anatomische Wissenschaft ist relativ jung, erst einige Jahrhunderte alt. Das klassische Altertum kannte die Anatomie, wie sie heute verstanden wird, fast gar nicht. So kennzeichnen zwei Perioden die Geschichte der Anatomie: Die erste erstreckt sich von der Vorzeit bis etwa in das 16. Jahrhundert, die zweite beginnt mit der Renaissance.

Dessen ungeachtet ist die Anatomie die älteste naturwissenschaftliche Disziplin der Medizin, die auf eine rund 2000 Jahre alte Tradition zurückblickt. Ihren ersten Höhepunkt erlebte die Anatomie in der Antike mit Claudius Galen (131-201). Er präparierte Schweine und Affen, da sie ihm dem Menschen am ähnlichsten schienen. Sein Werk beeinflusste über das Mittelalter hinaus die abendländische Medizin. Im Mittelalter selbst lehnte die Kirche Sektionen menschlicher Leichen entschieden ab und begründete dies mit dem Glauben an die Auferstehung des Fleisches.

Die ersten belegten wissenschaftlichen Sektionen des menschlichen Körpers wurden im 3. Jahrhundert v. Chr. durch Herophilos und Erasistratos (WÖHRLE, 1990) in Alexandria durchgeführt.

Anatomische Zeichnungen Leonardo da Vincis (1452-1519) zeugen nicht nur von hohem künstlerischem Wert, sondern auch von großer anatomischer Präzision. Eigenen Angaben zufolge soll er in Florenz selbst mehr als dreißig Leichen seziert haben.

Das, was man heute unter Anatomie des Menschen versteht, nahm seinen Ursprung in dem Werk „De humanis corpore fabrica" des Brüsselers Anatomen Andreas Vesal (1514-1565). Er führte regelmäßig Sektionen durch. Diese umfassende anatomische Erfahrung mündete in die Korrektur vieler Thesen Galens. Insgesamt stellte Vesal rund 200 Irrtümer Galens richtig.

Zu Beginn des 17. Jahrhunderts erlosch der Widerstand gegen Sektionen, die Anatomie wurde zum Pflichtfach an den Universitäten. 1761 veröffentlichte Giovanni Morgagni aus Padua sein Buch auf über Sitz und Ursache von Krankheiten (EDELSTEIN, 1932).Die immense Zahl von etwa 700 Sektionen waren der Erfahrungsschatz, der zu diesem Werk führte.

Das Erwachen der großen Ideen des 18. Jahrhunderts setzte jener anatomischen Forschung ein Ende, die ausschließlich mit der Beschreibung der Organe beschäftigt und für das 16. und 17. Jahrhundert kennzeichnend war. Im Rahmen der deskriptiven Anatomie war im Fokus des Interesses das reine Wissen um den Aufbau des menschlichen Körpers. In Wirklichkeit begann das 19. Jahrhundert bereits mit Xaver Bichat (1771-1802). Da er bereits im Alter von 31 Jahren starb, konnte er sein Werk nicht vollenden. Es wurde von seinen Schülern Roux und Beclard veröffentlicht. Es eröffnete den Blick auf eine neue Wissenschaft, die „Wissenschaft der Gewebe“. Das Genie Bichats wurde bezeugt durch seine Abhandlungen über die Membranen und über die Allgemeine Anatomie. Diese Werke führten zu einer Revolution in den anatomischen Wissenschaften, ähnlich wie bei Vesal.

Das 19. Jahrhundert wird dank Bichat (1771-1802) tatsächlich das *„Jahrhundert der Histologie“* genannt. Seine Abhandlung über die Membranen bahnte aber nicht nur der Histologie, sondern auch der modernen physiologischen Anatomie und der Physiopathologie den Weg. Xaver BICHAT (1827) prägte nicht nur die französische Medizin seiner Zeit. Er gilt als Begründer der Histologie, obwohl er sich nie des Mikroskops bediente. Das Gewebe war für ihn der wichtigste Bestandteil des Körpers, da die Organe aus verschiedenen Geweben aufgebaut sind. Durch unterschiedliche Behandlungsmethoden konnte Bichat über 20 Gewebe identifizieren, denen er bestimmte Funktionen zuschrieb.

Dieses Jahrhundert stand nicht nur im Dienste der Physiologie, sondern auch auf dem Gebiet der topographischen Anatomie konnten zahlreiche neue Erkenntnisse gewonnen werden. Vor allem französische Chirurgen suchten Anwendungsbereiche der Anatomie für die chirurgische Praxis. Sie erkannten, dass nicht mehr die systematische theoretische Anatomie von Nutzen war, sondern die Anatomie der menschlichen Körperregionen, die weniger spekulativ und ihrer täglichen Arbeit angemessener war. Jede Körperregion wurde noch einmal in sekundäre Regionen unterteilt. Der obere Körperbereich bestand demnach aus zwölf Regionen; jede galt als Einheit, deren Teile in ihren wechselseitigen Beziehungen gesehen wurden. Durch die bildhaften Benennungen der topographischen Anatomie konnte sich der Chirurg besser orientieren; er brauchte keine minutiöse Sektion vorzunehmen, die am lebenden Menschen ohne Anästhesie unmöglich war. Die Kriege hatten die Notwendigkeit schnellen Vorgehens bei einer Amputation gezeigt. Die genaue Kenntnis über Gefäßverläufe sowie über Schnitttechniken verbesserten die Lebenschancen der verletzten Soldaten. Für jede Region wurden Begrenzungen mit ihrem Inhalt, ihre Gefäße und Nerven, beschrieben (BECKER, 1997).

Hier sei nun auch einer der namhaftesten deutschsprachigen Anatomen erwähnt: Friedrich Gustav Jacob HENLE (1809-1885) – sein Hauptgebiet war die Anatomie; er widmete sich aber auch bereits der vergleichenden Anatomie und der Pathologie. Henle entdeckte u. a. das Zylinderepithel des Darmkanals (1879) und untersuchte die Epithelien im gesamten Organismus. Kaum ein menschliches Körperorgan entzog sich seiner genaueren Betrachtung (BECKER-STIFTUNG, 1913).

Der Übergang vom 19. ins 20. Jahrhundert gestaltete sich besonders in der Anatomie fließend. Im 20. Jahrhundert konnten sich verschiedene anatomische Richtungen behaupten und in einer Weise durchsetzen, dass einige von ihnen allem Anschein nach die traditionellen Bindungen zwischen der Anatomie des Menschen und der Medizin zu lockern vermochten. Andere Verbindungen hingegen entwickelten eine noch engere Abhängigkeit. Die Anatomen verstanden es aber immer Ärzte zu bleiben. Sie verloren den Gedanken einer möglichen Anwendung ihres Wissens auf diagnostische und therapeutische Techniken und Handlungsweisen nicht aus dem Blick. Ihre Forschungen richteten sich zumeist auf den Bereich der angewandten oder der medizinisch-chirurgischen Anatomie oder aber auf die funktionelle Anatomie und die Biomechanik. Sie wanden dabei moderne Forschungsmethoden an.

Die Neuroanatomie, die allgemeine Anatomie, die Anatomie der Variationen führten zur Anthropologie; die Kenntnisse der komparativen

Anatomie ließen die Anatomen an der Lösung der großen Probleme des Ursprungs und der Evolution des Menschen partizipieren. Die Bedeutung der Anatomie ist bis heute ständig gewachsen. Wir können hier lediglich ihre Hauptaspekte resümieren.

Die Anatomie ist eng mit der ärztlichen Praxis verbunden; man kann sie noch klinisch nennen, da sie sowohl die Sprache des Arztes als auch die des Spezialisten und des Chirurgen benutzt. Sie beschreibt die Bereiche der Organe, mit denen der Praktiker im weitesten Sinne zu tun hat, daher ist sie Bestandteil der klinischen Direktive. Sie schlägt Anleitungen und Techniken vor, die für die Ausübung des ärztlichen Berufes und die Rückführung des Kranken in sein alltägliches Leben von größtem Nutzen sind. Die angewandte Anatomie zeigt sich gegenwärtig, ihrem äußeren Exterieur nach, gegenüber zeitgemäßen Methoden und Techniken zugänglich. Das Auge, die Lupe und das Skalpell eröffnen der Forschung keine neuen Möglichkeiten mehr.

Seit Röntgens Entdeckung, der nach ihm benannten Strahlen im Jahre 1895, lassen sich Strukturen und Organe besser beim Lebenden beobachten und beschreiben als durch unmittelbare Untersuchung an einer Leiche. So stand im 20. Jahrhundert die Röntgenologie im Dienste der Anatomie. Die Verbindungen der Organe wurden mit Hilfe totaler anatomischer Schnitte des Körpers oder des Kopfes veranschaulicht. Die Praktiken der Densitometrie (1977) dank Scanner und der jüngeren Echographie waren für den Kliniker vielversprechend. Auch die Arteriographie und die Phlebographie sind spezielle Methoden der Radioanatomie. Anatomie und Medizin nahmen bei dieser Gelegenheit wieder einen Dialog auf, der durch ein gewisses Übermaß der theoretischen Analyse während des letzten Teils des 19. Jahrhunderts nahezu verstummt war.

Der Anatomie gebührt der Verdienst, eine wirkliche und nicht theoretische Wissenschaft des Menschen zu sein. Sie hat Eingang in die Klinik und in das Leben gefunden. Daher wurde die Konzeption der funktionellen anatomischen Strukturen in unseren Tagen wieder aktuell. Seit Lavoisier waren die organischen Funktionen zur bevorzugten Domäne der Physiologen geworden. Da sich die Physiologie jedoch mehr und mehr zum Studium physikalischer und chemischer Phänomene hin orientiert hat, benutzt sie mathematische Modelle, die es gestatten, die Funktionen zu theoretisieren; sie zeigt daher einen abstrakten Charakter. Eine Anatomie funktioneller Strukturen des menschlichen Organismus nimmt hierdurch natürlich den Platz ein, den die Physiologie aufgegeben hat. Neben Arbeiten, die der Anatomie eines Organs gewidmet sind – Leber, Niere, Hand, Fuß, Knie oder Gelenk -, haben sich Mediziner und Ingenieure mit dem Ziel zusammengefunden, eine bessere Anwendung von Apparaten, Handwerkzeug und Konstruktionen zu erforschen, die der Mensch benutzt. Durch die Möglichkeit, Bewegungsabläufe festzuhalten, erlaubt die Photographie einen dynamischen Zugang zur Anatomie. Film und Fernsehen zeugen von diesem Interesse der zeitgenössischen Anatomie des Menschen, das sich dank der Forschungsmittel unserer Zeit herausgebildet hat (BECKER, 1997).

Von dem Bestreben bestimmt, ein Verständnis der Formen zu erlangen, untersucht die Allgemeine Anatomie die Eigenschaften der Gewebe, der Knochen, der Gelenke, der Muskeln, der Gefäße und sogar der Eingeweide. Sie tendiert dazu, Gesetze aufzustellen. Hierdurch strebt sie den Status der fundamentalen Wissenschaft an, den man ihr bei der Beobachtung oder der praktischen Anwendung ihrer Grundideen nicht zugestehen will. Die Allgemeine Anatomie ist wohl die höchste, aber auch die schwierigste Ambition, die sich alle Anatomen zum Ziel setzen. In einer einheitlichen Vision der Form werden großenteils die Entsprechungen lebender und natürlicher Formen behandelt. Die Anatomie des Kindes, des Wachstums und des Alterns und zudem die der ethnischen Variationen: Der quantitative Aspekt der Anatomie, der Rückgriff auf die Biometrie sind bestimmte Erscheinungen, die ebenso typisch für die Anatomie unserer Zeit sind, wie ihre mathematische und statistische Ausdrucksweise, deren anatomische und morphologische Merkmale in die Elektronenrechner eingegeben werden.

Die Neuroanatomie ist heute zu einem Hauptzweig der anatomischen Wissenschaften geworden. Aufgrund ihrer Arbeitsmethoden und der speziellen topographischen Situation des Nervensystems im Organismus kann sie als eigenständige Wissenschaft angesehen werden. Sie ist jedoch vor allem eine morphologische Wissenschaft. Ohne die Neuroanatomie ließe sich kein Organismus verstehen. Ihre Funktionen berühren die wesentlichen Mechanismen des organischen und individuellen Lebens des Menschen; daher hat sie einen beachtlichen Rang erworben.

Die Neuroanatomie hat allmählich das Interesse der Anatomen auf sich gezogen. Heutzutage konkurrieren die Anatomie, die Histologie, die Physiologie, die Chemie und die klinische Medizin um die Erforschung des Gehirns.

Allgemein zur „Geschichte der Anatomie" sei hier noch zu erwähnen, dass es seit 1955 eine gemeinsame Sprache der Anatomie, die Nomina anatomica, die darauf abzielt, den Gebrauch landessprachlicher Idiome zu vermeiden, gibt. Diese Fachsprache wird regelmäßig revidiert und durch die Nomina veterinaria, histologica und embryologica vervollständigt. Die Terminologia Anatomica von 1998 ist aktuell geltend.

An diesem Punkt der Geschichte der Anatomie kommen wir zum Abschluss wieder an ihren Ausgangspunkt zurück: Die Geschichte der Anatomie ist auch die Geschichte des Menschen. Die Paläontologie versucht, den tatsächlichen Verlauf der Entwicklungsgeschichte zu entdecken und zu rekonstruieren. Die Embryologie versucht, ihren biologischen Werdegang aufzuzeigen. Die Geschichte des Menschen ist aber auch die seines Denkens, des sokratischen *„kenne dich selbst"* (SOKRATES 469 v. Chr.), des methodischen Zweifels an den Aussagen der Anatomie über den Menschen. Heutzutage ist die Lehre der Anatomie des Menschen eine nicht mehr wegzudenkende Disziplin in der Ausbildung von Studenten und Auszubildenden der Medizin.

Ohne das Studium der menschlichen Anatomie, welches als eine Grundvoraussetzung zur erfolgreichen Ausübung des ärztlichen Berufes gesehen werden muss, könnte man heutzutage sicher sehr viel weniger, wenn nicht sogar überhaupt nichts, über Pathologien an Organen, Muskeln, oder dem Skelett des Menschen sagen (BECKER, 2002).

1.2. Kurzer Rückblick auf das Rostocker Institut für Anatomie

Anno 1513 soll die erste praktische Anatomie in Rostock durchgeführt worden sein. Von diesem Zeitpunkt an entwickelte sich die Anatomie unter verschiedenen medizinischen Gelehrten stetig. Wenn zu Beginn der anatomischen Ära fast ausschließlich auswärtige Anatomen in Rostock tätig waren, änderte sich dieses ab 1612. Von diesem Zeitpunkt unterrichteten einheimische Anatomen am Institut. Leider war die Anzahl der zu präparierenden Toten sehr gering, zwischen fünf bis sechs Leichen im Jahr. 1790 wurde das Institut für Anatomie am Neuen Markt, direkt neben dem Schafott, unter Josephi neu gegründet. Er nannte es Zergliederungshaus, in dem der Unterricht für die Studenten stattfand. 1799 wurden keine anatomischen Vorlesungen mehr gehalten, da sich die Anzahl der Medizinstudierenden auf zwei verringert hatte. Auch der deutsch-französische Krieg hinterließ seine Spuren am Institut, Teile des Gebäudes wurden zerstört. Erst 1812 konnte das Zergliederungshaus wieder in den Dienst der Wissenschaft gestellt werden (WEGENER, 1919; SCHUMACHER, 1970).

Tab. 1 Verzeichnis der Professoren, die Anatomie lehrten von 1576 bis 1789

Zeitraum der Lehre	Name	Lebensspanne
1567 - 1584	Van den Brock, Heinrich	1530 - 1593
1584 - 1606	Lauremberg, Wilhelm	1547 - 1612
1606 – 1620	Baemeister, Johann d. Ältere	1563 - 1631
1620 – 1634	Schmidt, Jacob	1576 - 1652
1634 – 1639	Paulli, Simon	1603 - 1680
1645 – 1654	Schulz, Stephan	1602 - 1654
1654 – 1664	Baemeister, Johann d. Jüngere	1624 - 1686
1665 – 1684	Doebel, Johann Jacob	1640 – 1684
1687 – 1691	Gerdes, Johann	1656 – 1700
1691 – 1697	Schaper, Johann Ernst	1668 – 1747
1697 – 1733	Detharding, Georg	1671 - 1747
1733 – 1760	Detharding, Georg Christoph	1699 - 1784

Erst unter Quittenbaum (1821 – 1852) stieg die Anzahl der Toten, er fertigte in seiner Amtszeit 158 menschliche Präparate an. Ihn wurde nachgesagt, dass er einen Vertrag mit dem Gefängnisdirektor in Bützow geschlossen hatte, so dass die Körper der hingerichteten und verstorbenen Gefängnisinsassen nach Rostock überführt werden sollten. In dieser Zeit kam es vermehrt zu Gefängnisausbrüchen in Bützow, da die Insassen vermuteten, dass ihnen zu Lebzeiten schon Unheil geschehe (WEGENER, 1919).

Professor Friedrich Merkel, Leiter des Anatomischen Instituts der Universität Rostock von 1872-1883, gab den Neubau des jetzigen Gebäudes in Auftrag. Das Gebäude wurde zwischen 1876 und 1878 nach einem Entwurf des Landesbaumeisters Carl Luckow im sogenannten „Johann-Albrecht-Stil" errichtet. Typisch für diesen Stil sind Materialwechsel von Backstein / Terrakotta und hellen Putzflächen sowie reich gestaltete Fassaden. Viele Landesbauten entstanden in der zweiten Hälfte des 19. Jahrhunderts in diesem Baustil. Herausragendes Beispiel ist das zwischen 1866 und 1870 entstandene Hauptgebäude der Universität Rostock, an dessen Bau Luckow unter der Leitung Hermann Willebrands mitwirkte. Am 04. November 1878 eröffnete Merkel in einem Festakt das

„Damit dem Professori Medicinae, welchen die Anatomie zu lehren besonders oblieget, die Gelegenheit zum Unterricht in amatomicis nicht fehle, sollen ihm die Cadavera punitorum, der Selbstmörder, auch andere todt gefundene Cörper, geringer und unbekannter Personen, aus den Ämtern und Städten Bützow, Dobberan, Güstrow, Rhün, Sternberg, Schwaan, Warin und anderen benachbarten Orten ohnentgeldlich eingeliefert werden, wie Wir denn die desfalls nötigen Befehle dahin erlassen wollen, dass die Beamte und Magistrate dem Professori Anatomiae einen jeden solcher Vorfälle ungesäumt zu berichten, und ob er den Cörper zu gebrauchen wisse, bey ihm zu erkundigen haben, da denn wenn ein solcher Cörper durch mehre Ämter geführet werden muss, die Fuhren dazu von einem Amte zum anderen herzugeben sind. Und wollen Wir die Aufsicht über die Anatomie und praeparaten-Cammer demselben Professori Medicinae besonders aufgetragen und zur bequemsten Einrichtung und Vermehrung übergeben haben."

Auszug aus den Bützower Privilegien vom 10. April 1762

neue, moderne Institut. Auch damals teilte sich bereits die Anatomie die Räume mit der Physiologie, die Anatomie bezog das erste Stockwerk, die Physiologie blieb im Erdgeschoss. 33 Jahre später, am 30. Oktober 1911 wurde durch Professor Dietrich Barfurth das Auditorium des Anatomischen Instituts seinem Zweck übergeben (WEGENER 1919). Nach der Trennung in Ost- und Westdeutschland und das Übersiedeln vieler Ärzte in die Bundesrepublik Deutschland, wurde durch die Unterstützung der Landesregierung Mecklenburg-Vorpommerns und der ostdeutschen Regierung die Forschung und Lehre am Anatomischen Institut Rostock mit großem Interesse vorangetrieben, da man dringend medizinischen Nachwuchs benötigte. In diesem Zeitraum war auch zum ersten Mal eine Frau in einer leitenden Position. Frau Professor Anne-Lise Schubel (1907-1988) oblag von 1956-1958 die kommissarische Leitung des Anatomischen Instituts. Ihr folgte als kommissarischer Leiter kurzfristig Professor Alexander Bienengräber (1911-1991) 1959. Mit Beginn des neuen Studienjahres 1959 trat Professor Gert-Horst Schumacher sein Amt als Direktor des Instituts an (SCHUMACHER, WISCHHUSEN, 1970). Zwischen 1990 und 1992 führten Professor Schumacher und Professor Wree das Institut gemeinsam. 1992 übernahm Professor Andreas Wree die alleinige Leitung des Instituts für Anatomie der Universität Rostock. Unter einer Leitung wurde das Institut von 2006 bis 2010 komplett rekonstruiert.

Tab. 2 Professoren des Instituts Anatomie der Universität Rostock von der Gründung 1789 bis heute

Zeitraum der Lehre	**Name**	**Lebensspanne**
1789-1821	Josephi, Johann Wilhelm	1763 - 1845
1821-1852	Quittenbaum, Karl Friedrich	1793 - 1852
1852-1865	Bergmann, Karl Georg Lucas Christian	1814 - 1865
1865-1872	Henke, Philipp Jacob Wilhelm	1834 - 1896
1872-1883	Merkel Friedrich Siegmund	1845 - 1919
1883-1895	Von Brunn, Albert	1849 - 1895
1896-1921	Barfurth, Dietrich	1849 - 1927
1921-1936	Elze, Curt	1885 - 1972
1936-1945	Neubert, Kurt Karl-Friedrich	1898 -
1946-1959	Strecker, Friedrich	1879 - 1959
1959-1992	Schumacher, Gert-Horst	1925 -
1992-	Wree, Andreas	1952 -

WEIHGESANG von Kosegarten

AM TAGE DER FEIERLICHEN EROEFFNUNG

DES

ANATOMISCHEN THEATERS

DEM

DURCHLAUCHTIGSTEN

WIEDERHERSTELLER UND ERHALTER

DER ROSTOCKSCHEN ACADEMIE

HERRN

FRIEDRICH FRANZ

REGIERENDEM HERZOGE ZU MECKLENBURG

ETC. ETC.

IN UNTERTHAENIGKEIT UND EHRFURCHT ZUGEEIGNET

VON

SAEMTLICHEN DER HEILKUNDE BEFLISSENEN.

Rostock am 1sten November 1790.

GEDRUCKT IN DER ADLERSCHEN OFFICIN.

Abbildung 3 Weihgesang zur Eröffnung des neuen Anatomischen Theaters Rostock, am 01. Nov. 1790. Verfasser L.G. Kosegarten, Rektor in Wolgast

2. Biographie

2.1 Kindheit und Jugend

Im Jahr 1862 machte der deutsche Anatom Leopold Auerbach eine erstaunliche Entdeckung: In den beiden Muskellagen eines Stücks Darmwand sah er unter dem Mikroskop ein feines Nervengeflecht, dem nach ihm benannten Auerbach-Plexus (Plexus myentericus). Die Vorstellung des Verdauungstrakts als Röhre mit einfachen Reflexen war damit ad acta gelegt (AUERBACH, 1862). Im gleichen Jahr veröffentlichte der Physiologie-Professor Willy KÜHNEL *„Untersuchungen über das Protoplasma und die Contractilität"* (1862) und Theodor Billroth lehnte den Ruf der Universität Rostock als Direktor des Institut der Anatomie ab (WYKLICKY, 1993). Im Schatten dieser Ereignisse wurde Friedrich Berthold Reinke am 11. April 1862 in Ziethen nahe Ratzeburg im Herzogtum Lauenburg geboren. Er war das neunte von zehn Kindern des Pastors Theodor Friedrich Julius Reinke (1817-1887) und der Ehefrau Henriette Gottfriede Caroline Juliane Elisabeth Reinke (1821-1880). Friedrich Reinke wurde am 06. Mai 1862 in Ziethen, wie es sich für einen evangelisch-lutherischen Pastorenhaushalt gehörte, getauft. Seine Taufpaten waren der Domprobst Johannes Rußwurm (1814-1890), Karl Windt aus Woldegk, die Pastorenfrau Marie Johanna Georgina Theodore Dankert aus Schorrentin und Maria von Gagern, Majorsfrau aus Neustrelitz. Friedrichs Vater ließ sich aus finanziellen Gründen am 10. April 1864 nach Alt Käbelich versetzen (s. Anhang „Lebensbeschreibung des Pastors Benno Reinke in Warlin"). Reinke wuchs behütet im Schoße der Familie auf. Wie es bei Reinkes üblich war, wurde Friedrich, wie auch seine älteren Geschwister teils vom Vater und teils von dessen Schwester Mathilde, *„Tante Tins"*, zu Hause unterrichtet (REINKE J., 1925). Der häusliche Unterricht beinhal-

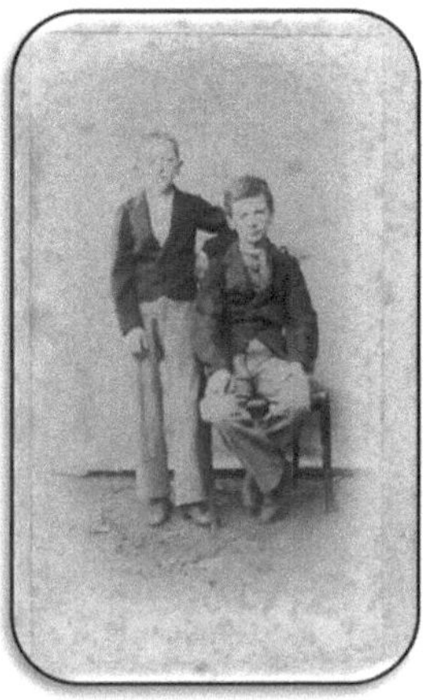

Abbildung 4 Die Knaben Bernhard und Friedrich Reinke, sitzend (aus Privatbesitz)

tete Lesen bei Tante Tins, zunächst Schreiben und biblische Geschichte beim Vater, später Geographie, Weltgeschichte, Mathematik und Latein. Erst später unterrichtete der Vater Friedrich in Englisch (dieses wurde damals am Gymnasium nicht gelehrt), auch ließ er es seinen Kindern frei, ob und wie oft sie den Gottesdienst besuchen wollten (REINKE A., 1919).

Ob der Knabe Friedrich jemals eine mehrklassige „Volksschule" besuchte, lässt sich nicht eruieren, da die Schule in Alt-Käbelich im Jahre 2000 geschlossen wurde. Erstmals wurde er im „Verzeichnis der Gymnasiasten im Wintersemester 1875/76" in der Quarta des Carolinums Neustrelitz offiziell als Schüler geführt.

Im veröffentlichten Schulprogramm mit dem Titel „Zu der öffentlichen Prüfung, welche am 15. und 16. März 1883 in dem Gymnasium Carolinum veranstaltet werden wird, ladet ehrerbietigst und ergebenst ein Dr. W.F. Schmidt, Schulrath.",

Neu-Strelitz 1883, Progr.-Nr. 596, heißt es u.a.:

„Ausserdem verliessen im verflossenen Schuljahre folgende Schüler die Anstalt:

Zu Michaelis: der Primaner Fried. Reinke (nach Rostock)"

Stadtarchiv Neustrelitz

Reinkes Mutter verstarb am 26. Mai 1880 nach kurzer schwerer Krankheit. Nur zwei Jahre nach ihrem Tod vermählte sich der Vater erneut. Die Eheschließung mit Bertha Clara Auguste, geb. Köpper (1843-1901), fand am 31. Oktober 1882 in Alt Käbelich statt.

Im November desselben Jahres verließ er das Carolinum in Neustrelitz und besuchte fortan die „Große Stadtschule" in Rostock. Er zog zu seinem älteren Bruder Johannes, der bereits in Rostock sein Studium begonnen hatte. (DRÄGER, 2011a; 2011b)

Am 13 Juni 1883 schrieb Vater Reinke einen Brief an das Direktorium, mit der Bitte, den Sohn Friedrich zur anstehenden Reifeprüfung zu zulassen, die er zu Martini (11. November) 1883 erfolgreich abschloss. Wie man dem Zeugnis entnehmen kann, war F. Reinke ein mittelmäßiger Schüler (s. Anhang Abiturzeugnis und Beurteilung der mündlichen Prüfung).

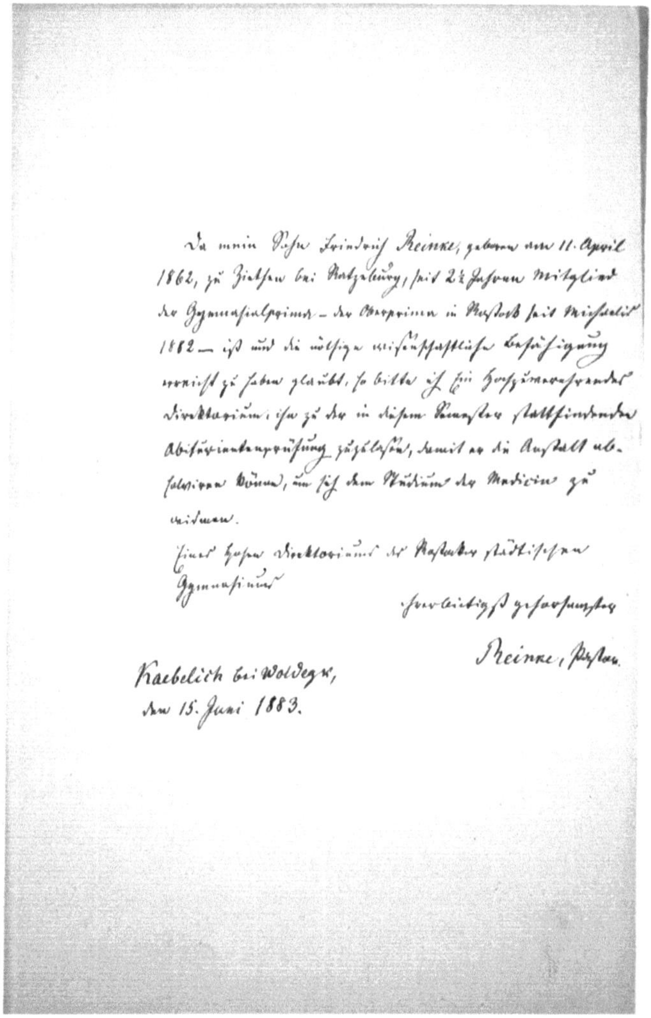

Da mein Sohn Friedrich Reinke, geboren am 11. April 1862, zu Ziethen [?] bei Ratzeburg, seit 2½ Jahren Mitglied der Gymnasialprima – der Oberprima in Rostock seit Michaelis 1882 – ist und die nötige wissenschaftliche Befähigung erreicht zu haben glaubt, so bitte ich Ein Hochzuverehrendes Direktorium, ihn zu der in diesem Semester stattfindenden Abiturientenprüfung zuzulassen, damit er die Anstalt absolvieren könne, um sich dem Studium der Medicin zu widmen.

Einem hohen [?] Direktorium des Rostocker städtischen Gymnasiums

ehrerbietigst gehorsamster [?]

Reinke, Pastor.

Kaebelich bei Woldegk,
den 15. Juni 1883.

Abbildung 5 Brief des Vaters Theodor Reinke an das Direktorat der "Großen Stadtschule" zu Rostock (Stadtarchiv Rostock)

2.2 Die Familie

2.2.1 Der Vater

Der Vater von Friedrich Reinke, Theodor Friedrich Julius wurde am 25. Januar 1817 auf Gut Blücher in Boitzenburg Mecklenburg geboren. Mit dem Studium der Theologie folgte er der Bitte von Friedrichs Großvater Theodor (*15. Oktober 1777 zu Rothspalk, † 03. Januar 1837 in Blücher), der ebenfalls Theologe war, aber aus einer angesehenen Handwerkerfamilie aus Krakow entstammte. Theodor Reinke studierte Theologie in Rostock und hörte Vorlesungen in Botanik bei Professor Johannes Röper (1801-1885). Er begann seine Pastorentätigkeit als Hilfsprediger des Hofpredigers Carl Kaempffer, wo er auch seine spätere Ehefrau kennenlernte. Beide heirateten am 23. März 1848 in Neustrelitz. Er war ein fleißiger und eifriger evangelisch-lutherischer Theologe und hatte neben der Religionswissenschaft noch zwei weitere Passionen: die Botanik und in späteren Jahren dominierend die Geschichte im Zusammenhang mit Politik. Er gehörte zeit seines Lebens der konservativen politischen Richtung an. Theodor Friedrich Julius Reinke verstarb am 09. Februar 1887 nach kurzer Krankheit in Alt Käbelich (KIRCHENBUCHAMT SCHWERIN[1]). Der 2010 mit der *Hortus oecomenicus*-Plakette ausgezeichnete Pastorengarten in Ziethen fand seinen Ursprung in den botanischen Kenntnissen Theodor Reinkes. Er legte diesen Garten eigenhändig an und entwickelte besonderes Interesse für den Obstbestand. Dank seiner Aufzeichnungen konnte der ursprüngliche Baumbestand rekonstruiert werden (LN 2010).

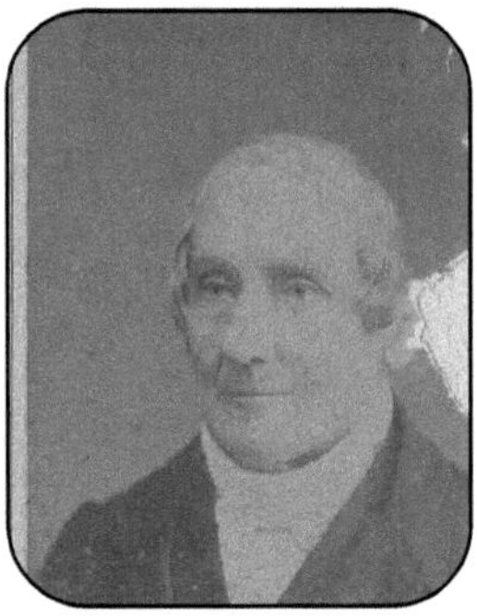

Abbildung 6 Theodor Friedrich Julius Reinke (aus Privatbesitz)

[1] Die Lebensdaten der Familie Reinke stammen aus der Evangelisch-Lutherischen Landeskirche Mecklenburgs-Mecklenburgisches Kirchenbuchamt Schwerin Az.: 5320-251/2009

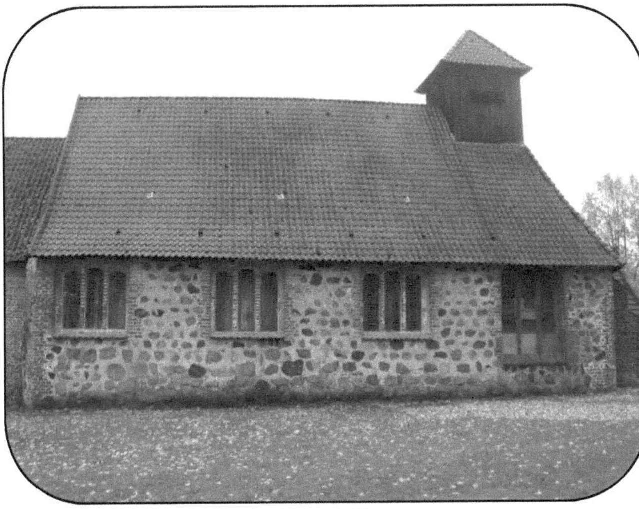

Abbildung 7 Kirche in Ziethen (Dräger 2010)

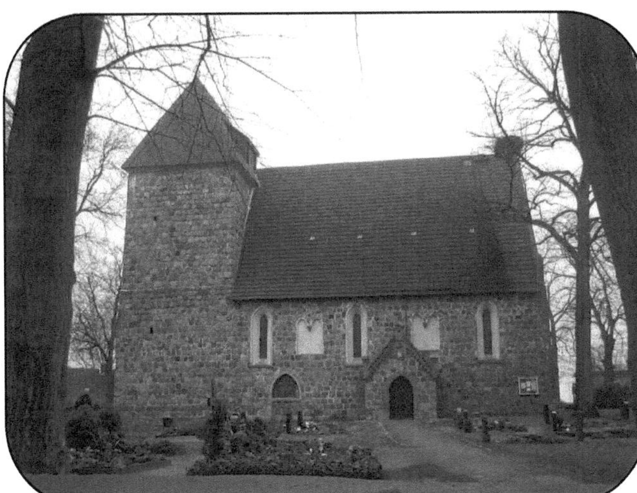

Abbildung 8 Kirche in Alt Käbelich (Dräger 2010)

2.2.2 Die Mutter

Henriette Gottfriede Caroline Juliane Elisabeth Kaempffer, geboren 11. August 1821 in Neustrelitz, war die Tochter des Superintendenten Andreas Heinrich Johannes Carl Kaempffer (1784-1848) und der Ehefrau Marianne Wilhlemine, geb. Hurka (*09. September 1792, †18. Dezember 1865) und wuchs in Neustrelitz auf. Henriette war, wie auch ihre Mutter, im lyrischen Gesang ausgebildet. Das dürfte daher rühren, dass ihr Vater der bekannte Königliche Kapellmeister und Kammersänger Franz Hurka (*19. Februar 1762 in Böhmen, †10. Oktober 1895 in Berlin) war. Franz Hurka war Klosterschüler und wurde von Mönchen in Gesang und Musik unterrichtet. Bevor es zur Mönchsweihe kam, flüchtete er mit seiner Geige über die Klostermauern und ging nach Wien. Dort wollte Hurka bei Haydn in die Lehre gehen, doch dieser schickte ihn mit der Aussage, dass er keinen Schüler sondern einen Friseur suche, fort. Hurka ging daraufhin zu einem Friseur in Lehre. Nach einiger Zeit stellte er sich erneut bei

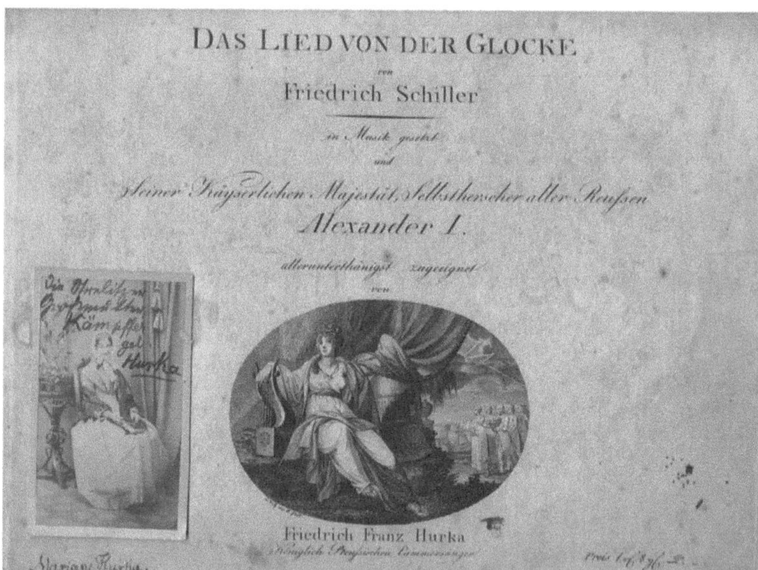

Abbildung 9 Der Originaleinband von Hurkas "Lied von der Glocke" mit einem aufgeklebten Bild von der Großmutter Friedrich Reinkes (aus Privatbesitz)

Haydn vor und erhielt die Stellung als Diener. Seine Hauptaufgabe war das Frisieren von Haydns Haaren. Eines Abends soll Haydn eine angefangene Partitur auf dem Klavier vergessen haben und Hurka soll ihm die Melodie am nächsten Morgen vorgesungen haben. Von diesem Zeitpunkt an bildete Haydn seinen Diener Hurka zum Sänger aus. Nach vollendeter Ausbildung ging Hurka nach Wien und Berlin, wo er königlicher Kammersänger wurde. In Berlin heiratete er eine ältere Arztwitwe, sie bekamen zwei Töchter. Er hinterliess seine Familie nach seinem Tode völlig mittellos. Die ältere Tochter Marianne, Reinkes Großmutter, wurde von der Freimaurerloge zur Sängerin ausgebildet.

Diese Ausbildung verdankte sie der Aufnahme ihres Vaters 1794 in die Freimaurerloge *Friedrich Wilhelm zur gekrönten Gerechtigkeit* in Berlin. Sie nahm eine Stellung bei der Gräfin Schwerin in Busow (Pommern) an, wo sie ihren späteren Mann kennenlernte (REINKE A., 1919; RASPE J., 1968).

Andreas Heinrich Johann Karl Kaempffer, geboren zu Hasserode am 6. Mai 1784 als Sohn eines Geistlichen, war in der Franke'schen

Neu-Strelitz. Am 21. März ist dahier der mecklenburg-strelitzische Superintendent Glaser verstorben, ein Mann noch /Sp. 0518/ aus der in sich gänzlich verkommenen und mehr und mehr auch im äußern Daseyn verkommenen Schule Henke's, die den hohlsten, wenn auch zuweilen schwülstigen Denkglauben predigt. Der Verstorbene war schon länger unthätig, ohne eigentlich in Ruhestand versetzt zu seyn; seine Pfarrgeschäfte besorgte der Gehilfsprediger Ohl, dessen erfreulicher Rede bei Gelegenheit der Einsegnung des Erbprinzen man sich erinnert. Da ein Superintendent in Mecklenburg-Strelitz dieselbe Bedeutung hat, wie anderswo ein General-Superintendent, so konnte das kirchliche Wesen durch Glaser's Unthätigkeit nicht anders, als in's Stocken gerathen. Es verlautet nun, daß der bisherige Consistorial- und Schul-Rath Kämpffer, ein geistvoller und wahrhaft christlicher Mann, zum Hofprediger und Superintendenten ernannt sey, während der bisherige ältere Consistorial-Rath Visbeck, ein 71jähriger Greis, zum Ober-Consistorial-Rath ernannt sey. — Das wolle der Herr wahr seyn lassen.

(Bergedorfer Bote)

Stiftung in Halle erzogen worden und studierte dort später Theologie. Er trat als Hauslehrer beim Staatsminister von Oertzen in Neustrelitz ein, wurde aber bereits nach kurzer Zeit als Lehrer an die Schulanstalt berufen, bei deren Erhebung zum Gymnasium er 1811 zum Professor aufrückte. Nach dem Abgang von Siefert wurde er Ostern 1829 zum Direktor und Schulrat ernannt und feierte in dieser Stellung am 22. Dezember 1831 sein 25-jähriges Dienstjubiläum. Infolge seiner Beförderung zum Superintendenten und Hofprediger legte er sein Schulamt am 17. März 1838 nieder. Er starb als Geh. Kirchenrat in Neustrelitz am 18. Dezember 1846 (GROTEFEND, 1904).

2.2.3 Die zweite Ehefrau des Vaters

Bertha Clara Auguste Köpper erblickte am 24. August 1843 in Berlin das Licht der Welt. Sie war die Tochter von Carl Köpper (* in Lübeck am 26. August 1818, † am 17. Februar 1867 in Berlin) einem Lithographen aus Berlin und der Ehefrau Auguste, geb. Kunz (*in Berlin am 25. Juli 1819, † am 18. Mai 1858 ebenda). Aus dieser Ehe stammt eine Tochter namens Martha. Beide verließen nach dem Tod des Ehemannes und Vaters Alt-Käbelich und gingen nach Bad Schwartau. Bertha Reinke verstarb am 23. März 1901 in Rensefeld (REINKE A, 1919).

2.3 Die Geschwister

Friedrich Berthold Reinke hatte vier Brüder, fünf Schwestern und eine Halbschwester. Obwohl die Familie finanziell nicht gut situiert war, achtete der Vater auf eine umfassende Bildung. So erhielten alle seiner Kinder die Möglichkeit eine akademische Laufbahn einzuschlagen. Die Wahl der Studiengänge oblag den Interessengebieten der Kinder. Einige blieben der Theologie treu, andere versuchten sich erfolgreich in den Naturwissenschaften. Die Töchter gingen ins Lehramt oder wurden Diakonisse.

2.3.1 August Wilhelm Theodor Felix Johannes (Hans)

Johannes Reinke wurde am 03. Februar 1849 zu Ziethen geboren. Nachdem er mit sechs Jahren Lesen gelernt hatte, erhielt er vom Vater mit acht Jahren Lateinunterricht und durfte mit ihm botanisieren. Noch bevor er in die Quinta des Gymnasiums eintrat, konnte er bereits die meisten zwischen Ziethen und Ratzeburg wachsenden Pflanzen mit ihrem botanischen Namen benennen. Als Quintaner entdeckte er ein Farngewächs, das Brachsenkraut (Isoetes lacustris). Diesen Fund teilte er nach völliger Sicherstellung jenem Professor Röper in Rostock mit, den er später in seinen botanischen Vorlesungen wieder traf. Johannes Reinke wurde Ostern 1859 in die Ratzeburger Gelehrtenschule eingeschult und machte dort auch sein Abitur. Nachdem die Familie von Ziethen nach Alt Käbelich versetzt worden war, wohnte er bei

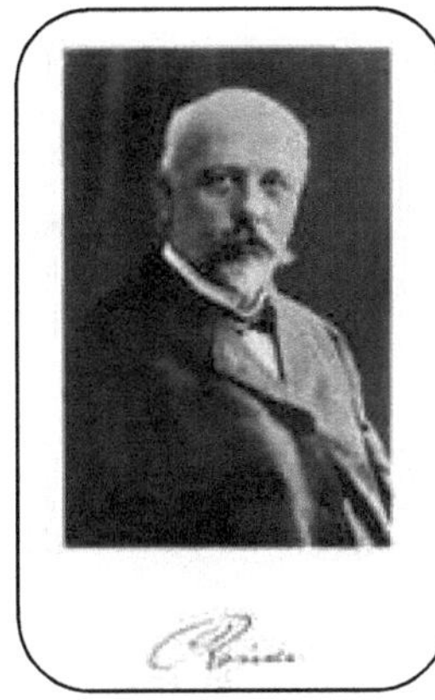

Abbildung 10 Professor Dr. phil. Dr. theol. Dr. bot. Johannes Reinke *(aus: Mein Tagewerk, 1925)*

Lieber Herr Professor, ich heiße Hans Reinke bin 10 Jahre alt und wohne in Ziethen bei Ratzeburg. Ich dachte, es würde Dir nicht ganz unangenehm sein, wenn ich Dir schriebe, daß ich Isoetes lacustris hier im Gardensee gefunden habe. Homann's Isoetes ist, glaube ich, falsch; vielleicht kleine, verkommene Exemplare der Lobelia Dortmanna, denen es frisch ähnlich ist, und mit welcher zusammen ich es auch gefunden habe, auch eine Rosette davon beigelegt habe. Der Klumpen über den Wurzeln ist kein Sporenbehälter, sondern nur etwas Schlamm. Wenn Du ein Exemplar von Salvinia oder von Pilularia übrig hättest, würde ich es gerne nehmen.

Ziethen, den 30. Januar 1859

Dein Hans Reinke

Reinke J., Mein Tagewerk

der Schwester seines Vaters und ihrer Familie.

Johannes Reinke studierte von 1867 (Immatrikulation am 22.10.1867, Martrikelnummer: 27, WS 1867/68) bis 1871 in Rostock Bonn, Berlin und Würzburg, wo er am 29. September 1871 promovierte (Dr. phil.). 1872 wurde er Assistent am Universitätsherbariura in Göttingen, am 1. Oktober des gleichen Jahres erfolgte die Ernennung zum Privatdozent in Göttingen. Von 1872 bis 1874 war J. Reinke Assistent am Botanischen Garten in Bonn, wo er 1872 habilitierte und 1873 außerordentlicher Professor wurde. 1878 erforschte er als erster Botaniker Cutleriazeen (Algen) des Golfs von Neapel. Dann folgte er den Ruf Göttingens, wurde ordentlicher Professor und erster Direktor des neu erbauten und neu errichteten Pflanzenphysiologischen Instituts im Jahre 1879. Als Johannes Reinke 1885 die Anfrage aus Kiel erhielt, war sein erster Gedanke, *„ich wollte nur gleich abschreiben; man gehe doch nicht von Göttingen nach Kiel"* (REINKE J., 1919). Er nahm die Stellung jedoch an und wurde Direktor des Biologischen Instituts und Rektor der Christian-Albrecht-Universität Kiel. Am 08. April 1894 wurde J. Reinke lebenslängliches Mitglied des preußischen Herrenhauses, am 23. Dezember 1895 Geheimer Regierungsrat. Johannes Reinke wurde am 1. April 1921 von seiner Lehrtätigkeit an der Universität Kiel entpflichtet.

Der Schwerpunkt des Lebens und der Arbeit von Johannes Reinke lag im Ostseeraum. Die Forschungen an seinem wichtigsten Objekt, der Meeresalgen, begann er in Neapel, wo er als erster Botaniker an der neu gegründeten Zoologischen Station tätig war. Dies führte zu Arbeiten über die Entwicklungsgeschichte einiger Algen. Reinke gehörte aber auch zu den Pionieren der Photosyntheseforschung und arbeitete über die chemische Zusammensetzung des Protoplasmas. In Kiel widmete er sich mit seinen Assistenten und Studenten intensiv der Erforschung der Algenflora der Ostsee. Ein Augenleiden im Alter

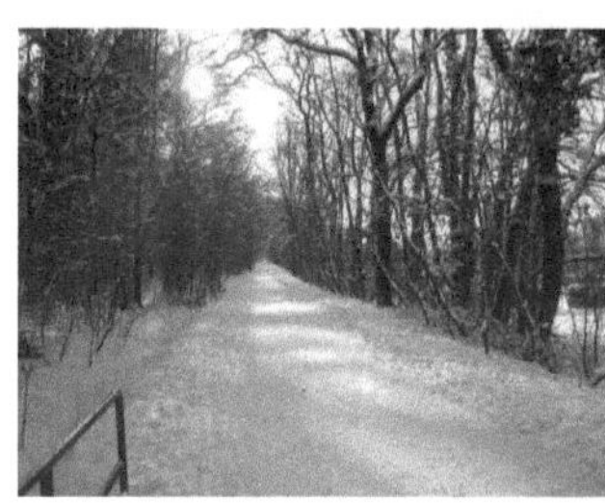

Abbildung 11 Reinkeweg in Göttingen (aus Privatbesitz)

machte ihm mikroskopische Untersuchungen unmöglich. Später wandte er sich - neben theoretischen Fragen - der Flora und Vegetation der Küsten der Nord- und Ostsee zu und gewann wichtige Erkenntnisse über die Bedeutung der Dünenpflanzen. Ungewöhnlich für einen Biologen waren das politische Engagement von Johannes Reinke als langjährigem Mitglied des preußischen Herrenhauses und sein großes naturphilosophisches Interesse. Von einer christlichen Weltanschauung ausgehend vertrat er einen dualistischen Neovitalismus. Die Bezeichnung „*Theoretische Biologie*" war zuerst von Johannes Reinke gebraucht worden.

Johannes Reinke war zweimal verheiratet. Am 23. September 1903 reiste die ersten Ehefrau Anna Katharina Bertha Reinke, geb. Funke (* 02.11.1855 in Osnabrück), mit dem Schiff „Sierra Cordoba" von Bremen (Norddeutscher Lloyd, Bremen) aus nach Buenos Aires (Argentinien), in Begleitung ihrer beiden Töchter Elisabeth und Annamarie. Auf dieser Reise erkrankte Anna und verstarb unerwartet am 15. April 1904 in Kiel. Er hatte sie während seiner Göttingen Zeit kennen gelernt und auch dort geheiratet. Am 02. März 1906 heiratete er seine zweite Ehefrau Marie Louise Charlotte Racine (* 25.07.1864 in Paderborn) in Kiel (REINKE J., 1925). Er zog anschließend nach Preetz, wo er am 25. Februar 1931 verstarb. Er hinterließ eine Witwe und drei Kinder aus erster Ehe, Elisabeth Julie (*05.12.1877), Adolf Ernst Walther (*21. 01. 1881), beide in Göttingen geboren und Annamarie (*31.05.1887 in Kiel). Die beide Töchter Johannes Reinkes wanderten nach Argentinien aus, wo sie das Erbe Ihres Onkels Rudolf Funke (Rancher Sierra de la Ventana) antraten. Er war in Argentinien Großgrundbesitzer. In Göttingen wurden zu Ehren des Professor Reinkes eine Straße, der Reinkeweg und ein Brunnen, der Reinkebrunnen, nach ihm benannt.

2.3.2 Adolfine Friederike Mathilde

Mathilde Reinke wurde am 15. Januar 1851 in Ziethen geboren und am 16. Februar 1851 im Dom zu Ratzeburg getauft. Sie wurde, wie der ältere Bruder, zu Hause unterrichtet. Welche Berufsrichtung sie einschlug, ist nicht übermittelt. Sie verstarb am 02. April 1919 ledig in Neustrelitz.

2.3.3 Anna Hermine Karoline Julie

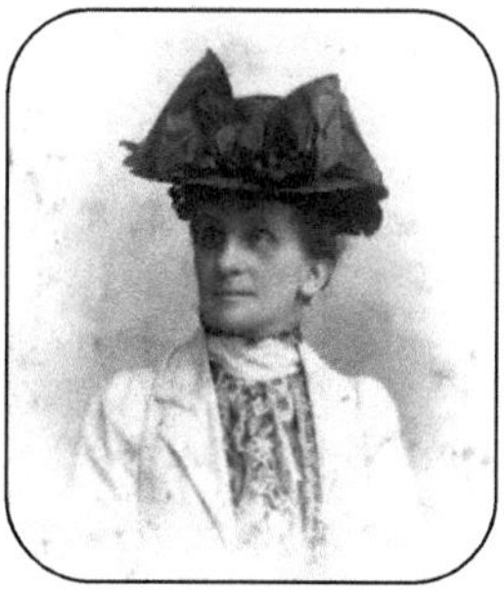

Abbildung 12 Anna Reinke (aus Privatbesitz)

Anna Reinke wurde am 22. Juni 1852 in Ziethen geboren, getauft am 21. Juli 1852 in Ratzeburg. Sie wurde durch die finanzielle Unterstützung der Schwester des Vaters, Tante Mathilde, in Musik und Malerei ausgebildet. Ihre weiteren Lebensdaten konnten trotz ausführlicher archivarischen Recherchen nicht ermittelt werden. Anna führte bis Weihnachten 1919 ein Tagebuch über ihre Familie. Diesem Tagebuch verdanken wir viele neue Erkenntnisse über die Familie Reinke.

2.3.4 Otto Friedrich

Otto Friedrich Reinke wurde am 30. November 1853 zu Ziethen geboren und am 26. Dezember 1853 in Ratzeburg getauft. Er begann das Studium der Theologie und verstarb als Kandidat der Theologie am 18. März 1885 an einem schweren Nervenleiden in einer Heilanstalt (REINKE J., 1925)

2.3.5 Gertrud Mariane Henriette Georgine

Gertrud wurde am 18. Juni 1855 in Ziethen geboren und verstarb am 18. November 1855 am plötzlichen Kindestod (KIRCHENBUCHAMT SCHWERIN1)

2.3.6 Hermann Julius Ernst

Hermann wurde am 23. August 1856/Ziethen geboren. Er verstarb als Gymnasiast am 14. Oktober 1870 während des Deutsch-Französischen

Krieges als Musketier.

2.3.7 Bernhard Karl Friedrich (Benno)

Benno Reinke wurde am 13. Januar 1858 zu Ziethen geboren. In seiner Lebensbeschreibung für seine Kinder beschrieb er sich als schwächliches Kind. Trotzdem trat er in die Fußstapfen des Vaters und studierte Theologie in Rostock (WS 1879/80), Leipzig und Erlangen bis Ostern 1883. Danach wurde er zum Prädikant in Woldegk ernannt. Die Stellung des Pastors in Warlin trat er am 04. Juli 1894 an. Vier Jahre später, am 15. November 1898, ehelichte er Erna Frommont (ursprünglich Stegemann, sie wurde von der Familie Frommont adoptiert) aus Woldegk. Die gemeinsame Tochter, Elisabeth, erblickte am 21. September 1906 in Woldegk das Licht der Welt. Diese heiratete Pastor Johannes Raspe am 28. November 1928 und wanderte mit selbigen nach Campina, Porto Alegre Hamburgo Vehlo in Südbrasilien aus. Der Sohn, Wilhelm, wurde am 23. August 1901 geboren in Warlin. Er studierte ein philologisches Fach und promovierte. Wilhelm Reinke arbeitete als Verlagsleiter in Leipzig, Breslau und Leer. Am 01. Oktober 1959 verstarb er in Münster i. W., seine Urne wurde auf dem Friedhof in Woldegk beigesetzt. Benno Reinke entschlief am 20. Februar 1922 in Warlin und wurde auf dem Friedhof in Woldegk bestattet. Auch Bernhard Reinke schrieb für seine Kinder ein Teil seines Lebens auf. (REINKE A., 1919)

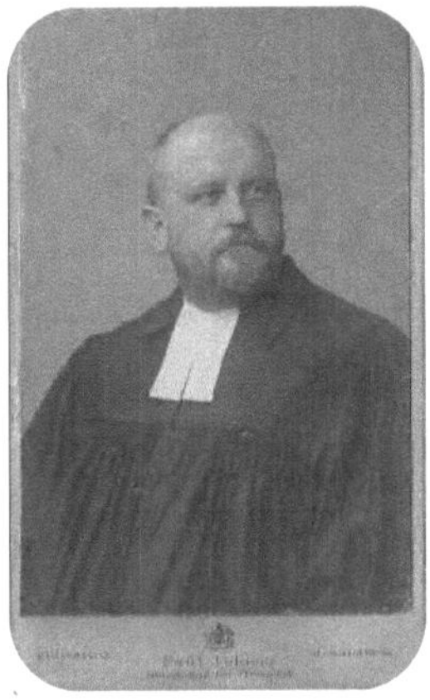

Abbildung 13 Bernhard Karl Friedrich Reinke (aus Privatbesitz)

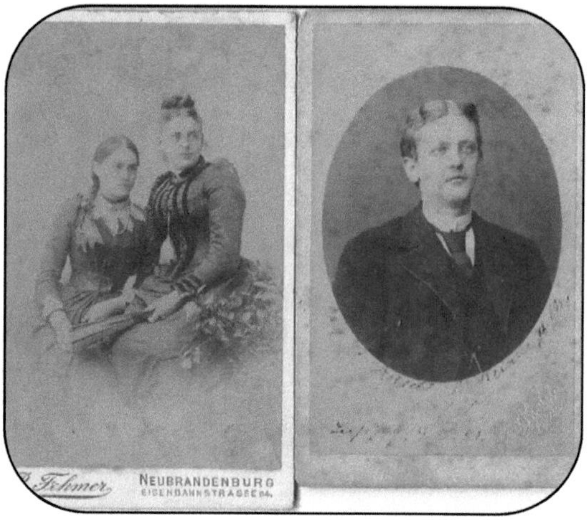

Abbildung 14 Erna Reinke (links), geb. Frommont mit ihrer Adoptivmutter; Benno Reinke (rechts, aus Privatbesitz)

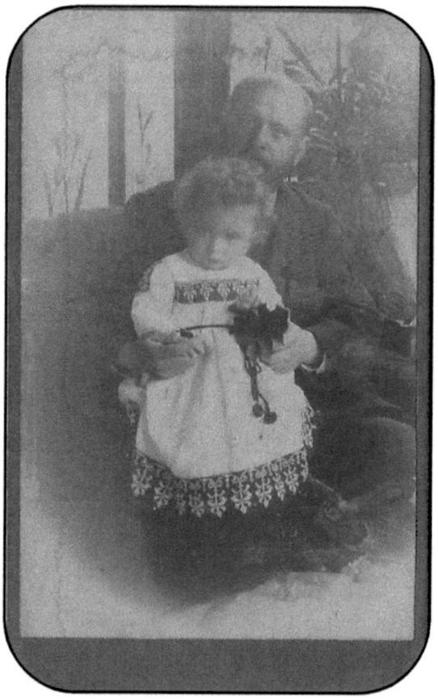

Abbildung 15 Bernhard Reinke mit seiner Tochter Elisabeth (aus Privatbesitz)

2.3.8 Elisabeth Johanna

Elisabeth wurde 07. Februar 1860 in Ziethen geboren. Dank der finanziellen Unterstützung von Tante „Tins" konnte sie das Lehrerinnen-Seminar in Neustrelitz besuchen und sich zur Lehrerin ausbilden lassen. Sie unterrichtete am Lyzeum Schwerin (höhere Mädchenschule) bis 1908. Sie verstarb am 13. September 1933.

2.3.9 Gertrud Bertha Friederike

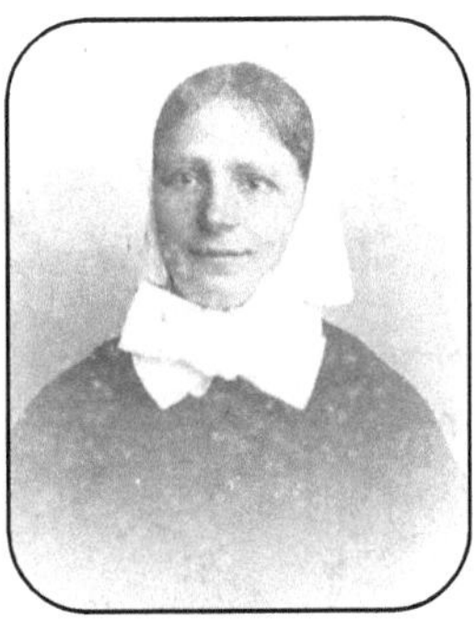

Abbildung 16 Gertrud Reinke (aus Privatbesitz)

Sie wurde am 04. Mai 1865 in Alt Käbelich geboren. Nach den Recherchen im Zentralarchiv des Diakonischen Werkes liessen sich ihre Spuren nur bis in das Evangelisches Diakoniewerk Bethanien Ducherow verfolgen. Sie arbeitete im Deutschen Krankenhaus in Porto Alegre bis zu ihrem Eintritt ins Mutterhaus. Das Krankenhaus wurde 1927 in Südbrasilien gegründet. 1937 wurde Johannes Raspe, der Ehemann von Bennos Tochter Elisabeth, Vorstand dieser Kaiserswerther Einrichtung (SCHLINGENSIEF, 1957)

2.3.10 Martha Klara Elisabeth Minna Auguste

Martha, das Kind aus der zweiten Ehe des Pastor Reinkes, erblickte am 19. Juni 1885 in Alt Käbelich das Licht der Welt und wurde am 24. Juli 1885 in Neustrelitz getauft. Ihre Konfirmation fand nachweislich am 31. März. 1901 im Kirchenkreis Rensefeld, in der Nähe von Bad Schwartau, statt (REINKE, A., 1919).

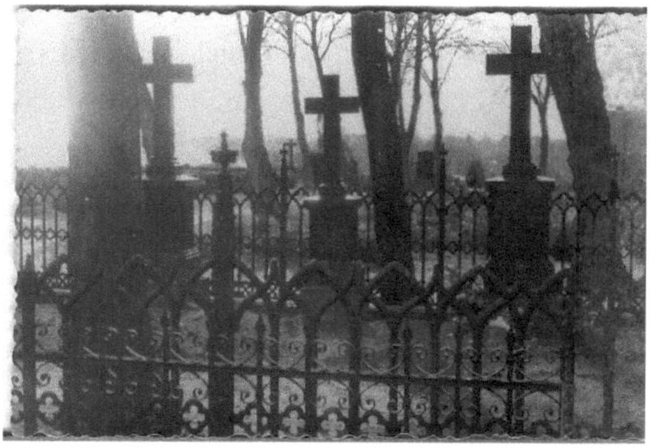

Abbildung 17 Grabstätte der Familie Reinke in Woldegk (aus Privatbesitz)

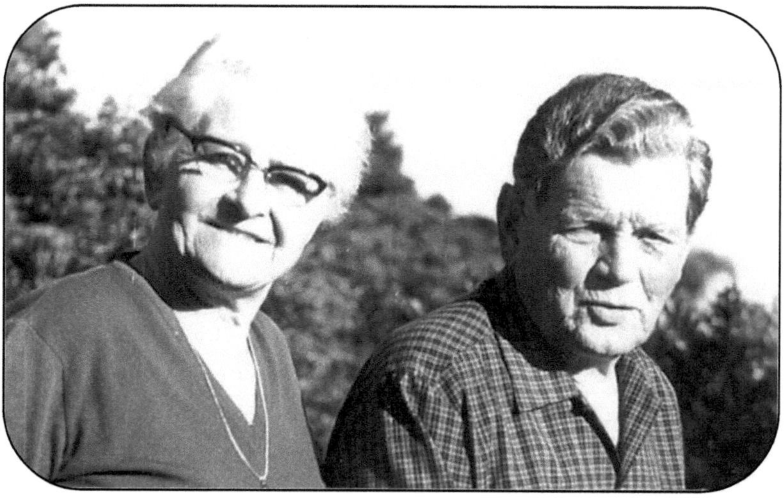

Abbildung 18 Elisabeth Raspe geb. Reinke mit Ehemann Johannes Raspe (aus Privatbesitz)

2.4 Friedrich Reinkes Familiengründung

Friedrich Berthold Reinke hatte während seiner Studienzeit in Kiel seine zukünftige Ehefrau Julie Caroline Friederike Auguste von Zülow kennen gelernt. Am 12. August 1902 heiratete er die wohlhabende Adlige aus Schleswig-Holstein in Kiel. Mit der Apanage, die Auguste Reinke bei der Eheschließung erhielt, erwarb das Ehepaar eine Villa in der Kaiser-Wilhelm-Straße 28 in Rostock. Auguste von Zülow stammte aus einem alten deutschen Adelsgeschlecht. Am 02. Mai 1904 wurde Reinke Vater eines Sohnes namens Hans Gebhard, der in Kiel geboren wurde (GEBURTENREGISTER DER HANSESTADT ROSTOCK, 1904). Alle Recherchen zum Verbleib des Sohns verliefen im Sande. Es gab einige unbestätigte Gerüchte, die auf Grund der Nichtnachprüfbarkeit hier nicht niedergeschrieben wurden.

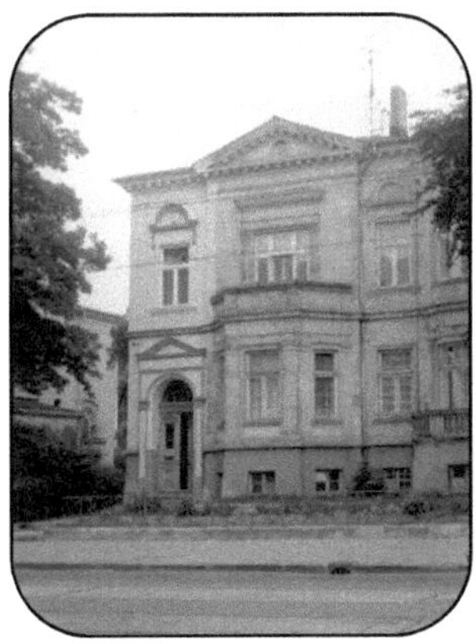

Abbildung 19 Villa der Familie Friedrich und Auguste Reinke in der Kaiser-Wilhelm-Straße 28, Rostock (Stadtarchiv Rostock)

2.4.1 Die Ehefrau

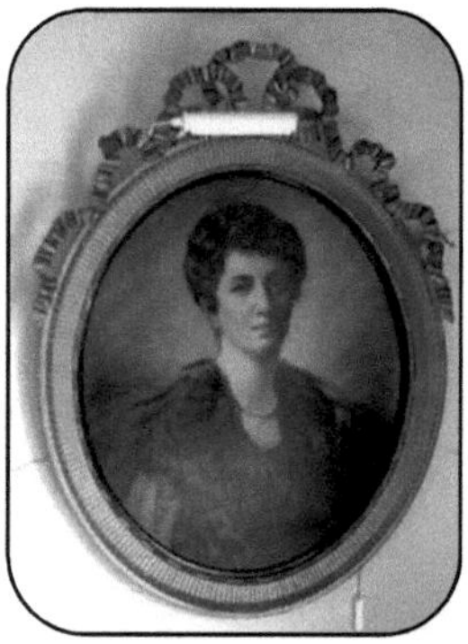

Abbildung 20 Julie Caroline Friederike Auguste von Zülow (Ölgemälde aus dem Privatbesitz des Herrn Generalkonsul a.D. Bo Gerlach/Schweden)

Julie Caroline Friederike Auguste von Zülow, geboren am 14. April 1869, war Tochter von Johann Wilhelm Ludwig Schack von Zülow und dessen Ehefrau Karoline von Zülow, geb. v. Plessen. Durch die Heirat mit einem Bürgerlichen verlor sie jegliche Ansprüche auf den Adelstand. Sie zog mit ihrem Ehemann, nach dessen Entlassung, nach Wiesbaden. Auguste Reinke starb am 26. Juli 1942 in ihrer Wohnung völlig verarmt in der Frankfurter Straße 18 in Wiesbaden. Ihr Tod wurde von Frau Emilie Meister, geb. Schmidt, angezeigt. Wo sich der Sohn zu diesem Zeitpunkt aufgehalten hat, war nicht zu ermitteln.

2.4.2 Die Schwiegereltern

Der Schwiegervater war Johannes Wilhelm Ludwig Schack von Zülow (deutscher Uradel), geboren am 05. Dezember 1824 in Kiel, gestorben am 26. Oktober 1881 ebd., stammte aus einem mecklenburgischen Uradelsgeschlecht mit gleichnamigen Stammhaus im Amt Schwerin, dass am 13. April 1313 erstmals urkundlich erschien (Orig. im Landeshauptarchiv Wolfenbüttel, abgedruckt im MECKLENBURGER URKUNDENBUCH VI, NR. 3605). Die adelige Linie des Schwiegervaters ist im 1. Mannesstamm während des 2. Weltkrieges ausgestorben. Er erlernte zuerst die Landwirtschaft und trat 1848 in die Schleswig-Holstein Armee ein. Dort wurde er Leutnant und nahm an den Kriegen gegen Dänemark (1848-1851) teil. J. v. Zülow kam nach Beendigung der Kriege in das Bundeskontingent, nach der Aufhebung des Kontingents wurde er Premierleutnant in der dänischen Armee. Am 07. Dezember 1864 verließ er die Armee. Er lebte dann in Wismar und Eckernförde. Hier trat in den Postdienst ein und wurde Postmeister in Burg am 01. Dezember 1866. Ein Jahr später, am 01. Februar 1867, heiratete Schack von Zülow die Adlige Louise Caroline Sophie Friederike Albertine von Plessen auf Neperstorf, Tochter des Friedrich Wilhelm Heinrich von Plessen und der Juliane Susanne Wilhelmine von Behr auf der Hohen Greese in Wismar. Sie wurde am 12. Januar 1828 auf Nepersdorf geboren. Am 1. Mai 1875 übernahm er als königlich-dänischer Postmeister die Stelle auf Bordesholm/Holstein (GENEALOGISCHES HANDBUCH DES ADELS, 1951). J. von Zülow hatte sich während seiner Feldzüge ein Rückenmarksleiden zu gezogen. Auf Grund dieser Verletzung musste er sich im Jahre 1881 einer Operation in Kiel unterziehen. Er erlag an den Folgen dieser Operation am 26. Oktober 1881. V. Zülow wurde auf dem „Alten Kirchhof" (St. Jürgen Friedhof) im Familiengrab der Familie von Restorf beerdigt. Seine Ehefrau verstarb am 29. Oktober 1889 in Rostock. Sie wurde auf dem „Alten Friedhof" (Lindenpark) beigesetzt. Sie hinterließen zwei Töchter, Julie Hermine Johanna Marie, geboren am 16. März 1868, und Julie Friederike Caroline Henriette Auguste, die spätere Ehefrau von Friedrich Reinke (v. ZÜLOW, 1900 D). Die ältere Schwester von Auguste heiratete am 03. November 1903 den Geheimen Justizrat und Oberlandesgerichtsrat von Stettin Hermann Pfeiffer in Berlin (STARKE, 1951).

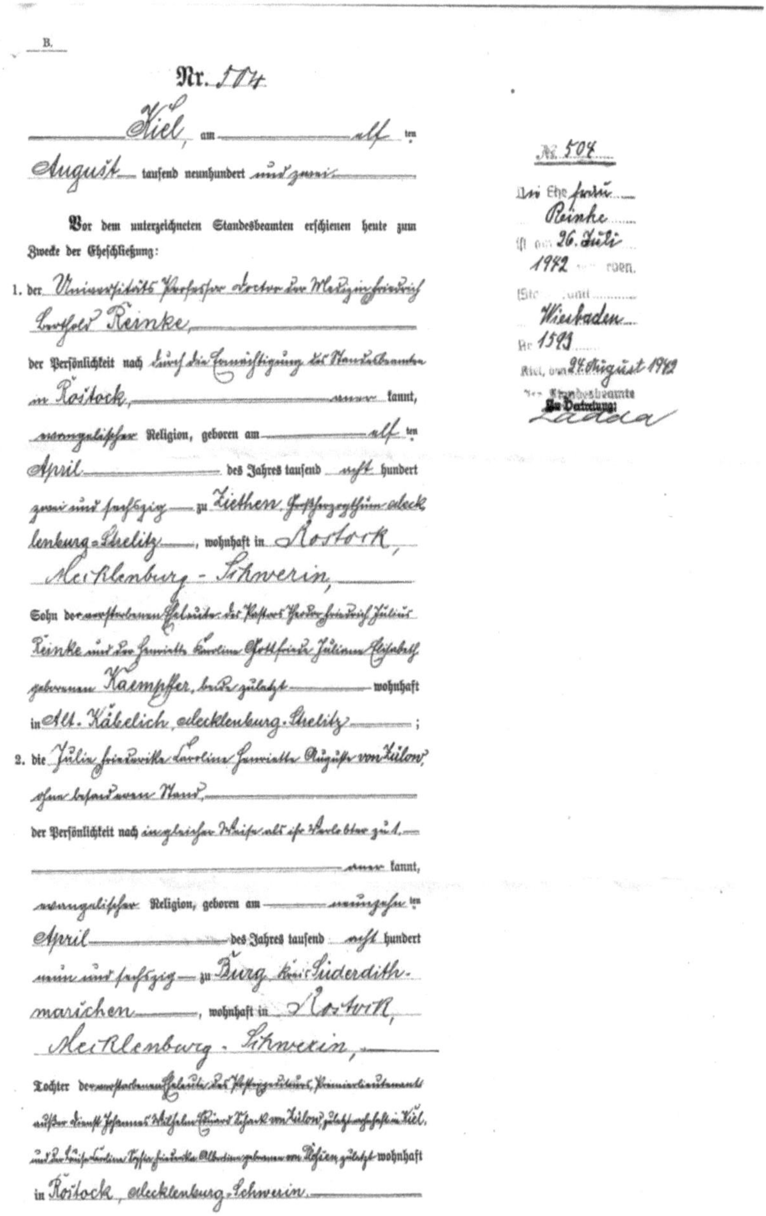

B.

Nr. 504

Kiel, am elften August tausend neunhundert und zwei.

Vor dem unterzeichneten Standesbeamten erschienen heute zum Zwecke der Eheschließung:

1. der Universitäts Professor Doctor der Medizin Friedrich Berthold Reinke,

der Persönlichkeit nach durch die Bescheinigung des Standesbeamten in Rostock, anerkannt,

evangelischer Religion, geboren am elften April des Jahres tausend acht hundert zwei und sechzig zu Ziethen Großherzogthum Mecklenburg-Strelitz, wohnhaft in Rostock, Mecklenburg-Schwerin,

Sohn der verstorbenen Eheleute des Pastors Theodor Friedrich Julius Reinke und der Henriette Caroline Gottfriede Juliane Elisabeth geborenen Kaempffer, beide zuletzt wohnhaft in Alt-Käbelich, Mecklenburg-Strelitz;

2. die Julie Friederike Caroline Henriette Auguste von Bülow, ohne besonderen Stand,

der Persönlichkeit nach in gleicher Weise als ihr Verlobter zu 1. anerkannt,

evangelischer Religion, geboren am neunzehnten April des Jahres tausend acht hundert neun und sechzig zu Burg, Kreis Süderdithmarschen, wohnhaft in Rostock, Mecklenburg-Schwerin,

Tochter der verstorbenen Eheleute des Hofjägermeisters, Premierlieutenants außer Dienst Johannes Wilhelm Eduard Ehrhard von Bülow, zuletzt wohnhaft in Kiel, und der Luise Caroline Sophie Friederike Albertine geborenen von Schüten, zuletzt wohnhaft in Rostock, Mecklenburg-Schwerin.

Nr. 504
Die Ehefrau Reinke ist am 26. Juli 1942 verstorben.
(Standesamt Wiesbaden Nr. 1593)
Kiel, den 27. August 1942
Der Standesbeamte
In Vertretung:
[signature]

Abbildung 21 Heiratsurkunde, Seite 1 (Stadtarchiv Kiel)

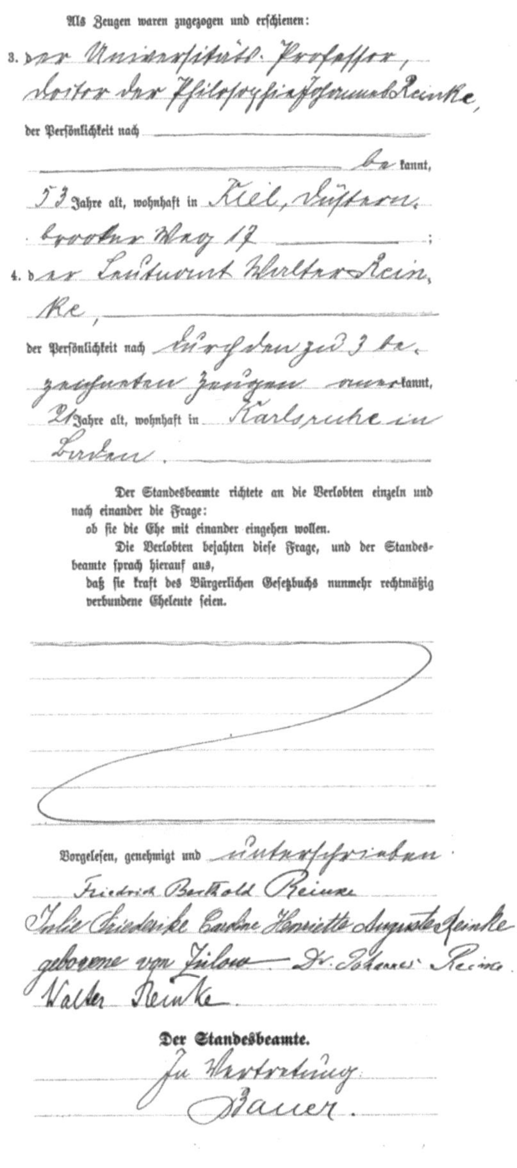
Als Zeugen waren zugezogen und erschienen:

3. der Universitäts-Professor, Doktor der Philosophie Johannes Reinke,

der Persönlichkeit nach bekannt,

53 Jahre alt, wohnhaft in Kiel, Düsternbrooker Weg 17;

4. der Leutnant Walter Reinke,

der Persönlichkeit nach durch den zu 3 bezeichneten Zeugen anerkannt,

21 Jahre alt, wohnhaft in Karlsruhe in Baden.

Der Standesbeamte richtete an die Verlobten einzeln und nach einander die Frage:
ob sie die Ehe mit einander eingehen wollen.
Die Verlobten bejahten diese Frage, und der Standesbeamte sprach hierauf aus,
daß sie kraft des Bürgerlichen Gesetzbuchs nunmehr rechtmäßig verbundene Eheleute seien.

Vorgelesen, genehmigt und unterschrieben

Friedrich Berthold Reinke

Julie Friederike Caroline Henriette Auguste Reinke geborene von Zülow — Dr. Johannes Reinke

Walter Reinke.

Der Standesbeamte.

In Vertretung

Bauer.

Abbildung 22 Heiratsurkunde, Seite 2 (Stadtarchiv Kiel)

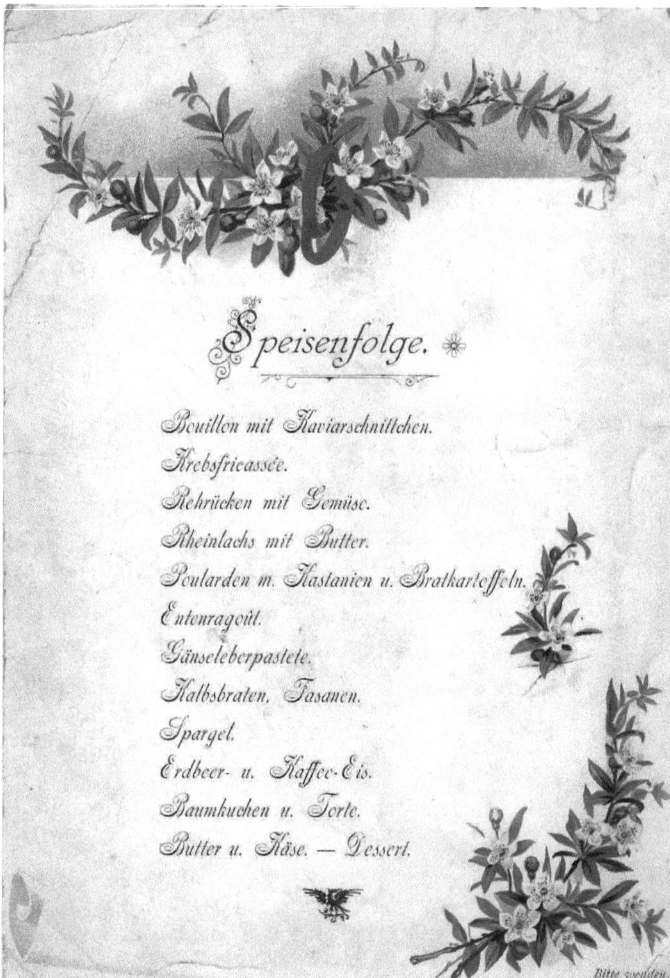

Speisenfolge.

Bouillon mit Kaviarschnittchen.

Krebsfricassée.

Rehrücken mit Gemüse.

Rheinlachs mit Butter.

Poularden m. Kastanien u. Bratkartoffeln.

Entenragoût.

Gänseleberpastete.

Kalbsbraten. Fasanen.

Spargel.

Erdbeer- u. Kaffee-Eis.

Baumkuchen u. Torte.

Butter u. Käse. — Dessert.

Bitte wenden!

Abbildung 23 Speisefolge des Hochzeitsmahls (aus Privatbesitz)

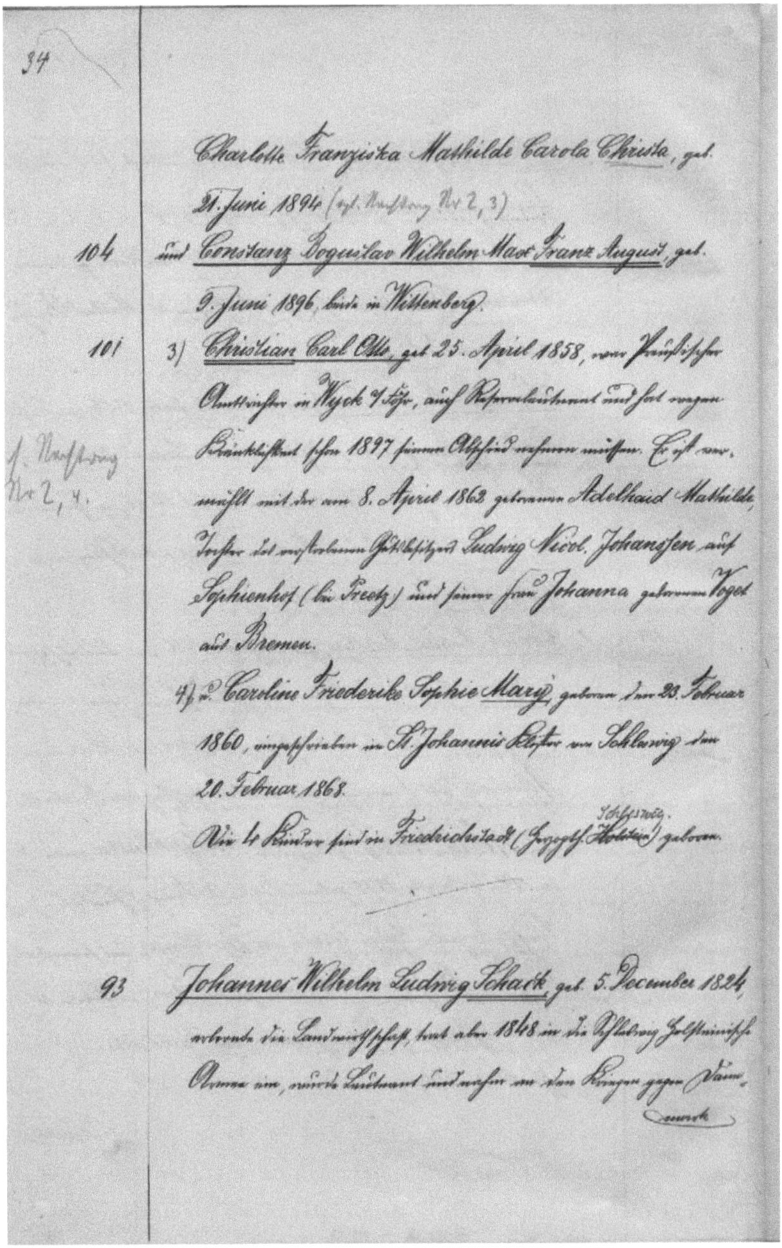

34

Charlotte Franziska Mathilde Carola Christa, geb. 21. Juni 1894 (vgl. Nachtrag Nr 2, 3)

104 und Constanz Bogeslav Wilhelm Max Franz August, geb. 9. Juni 1896, beide in Wittenberg.

101 3) Christian Carl Otto, geb 25. April 1858, war Preußischer Amtsrichter in Wyck a/Föhr, auch Reserveleutnant und hat wegen Kränklichkeit schon 1897 seinen Abschied nehmen müssen. Er ist verheiratet mit der am 8. April 1862 geborenen Adelhaid Mathilde, Tochter des verstorbenen Gutsbesitzers Ludwig Nicol. Johansen auf Sophienhof (bei Preetz) und seiner Frau Johanna geborene Vogel aus Bremen.

s. Nachtrag Nr 2, 4.

4) die Caroline Friederike Sophie Marie, geboren den 23. Februar 1860, eingeschrieben im St. Johannis Kloster zu Schleswig den 20. Februar 1868.

Die 4 Kinder sind in Friedrichstadt (Herzogth. Schleswig ~~Holstein~~) geboren.

93 Johannes Wilhelm Ludwig Schack, geb. 5. December 1824, erlernte die Landwirthschaft, trat aber 1848 in die Schleswig Holsteinische Armee ein, wurde Leutnant und nahm an den Kriegen gegen Dänemark

Abbildung 24 Chronik der Mecklenburgischen Familie von Zülow (Staats- und Landesarchiv Schwerin)

3. Beruflicher Werdegang

3.1 Studienjahre

Dem handschriftlichen Lebenslauf (s. Anhang) konnte entnommen werden, dass Friedrich Reinke sein Studium der Medizin in Göttingen und Kiel absolvierte. Die Wahl seiner Studienorte implizierte eine Korrelation zur beruflichen Tätigkeit seines ältesten Bruders Johannes. 1879 wurde J. Reinke erster Direktor des in Göttingen neu eingerichteten und neu erbauten Pflanzenphysiologischen Instituts. Friedrich Reinke wurde vom 19. Oktober 1883 bis zum 19. März 1885 in den Matrikeln der Universität Göttingen als Student geführt. Als „Hans" Reinke, wie er von seinen Geschwistern genannt wurde, 1885 dem Ruf nach Kiel folgte - was für einen Göttinger Ordinarius zu diesem Zeitpunkt eher ungewöhnlich war, denn die Göttinger Universität zählte bereits damals 1000 und Kiel nur annähernd 500 Studenten - wechselte Friedrich ebenfalls dorthin, um ab 1886 als Assistent bei Geheimrat Prof. Dr. Walther Flemming (1843-1905) am Anatomischen Institut der Christian-Albrecht-Universität zu wirken. Hier schloss sich ein Kreis. Professor Walther Flemming war 1. Prosektor am Anatomischen Institut zu Rostock unter Professor Dr. Wilhelm Philipp Jacob Henke (1834-1896) im Jahr 1871. Hier lernte er den talentierten Studenten Johannes Reinke im Mikroskopierkurs für Fortgeschrittene kennen. Die Freundschaft zwischen beiden lebte in Kiel erneut auf (REINKE J., 1925).

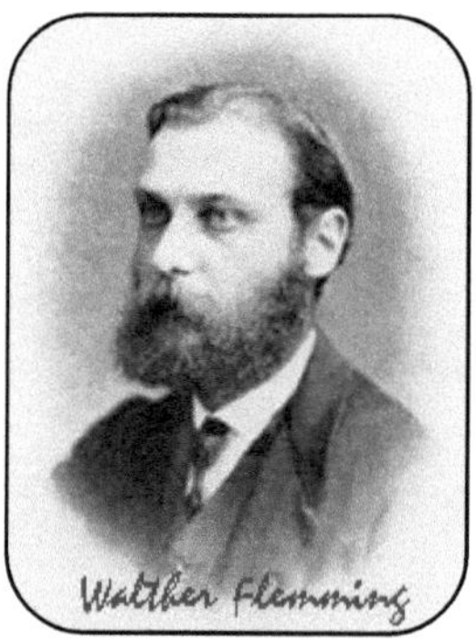

Abbildung 25 Prof. Dr. med. Walther Flemming („Großer Forscher", Helmut Zacharias, CAU Kiel)

Bereits als Student war Friedrich Reinke von der Anatomie begeistert und beschäftigte sich unter Professor Flemming mit den „*Untersuchungen über die Hornhautgebilde der Säugethieren*", welche 1887 im Archiv für Mikroskopische Anatomie veröffentlicht wurde. Es war seine erste Publikation. Dies „Erstlingswerk" schickte Reinke nach Göttingen zu Professor Johann Friedrich Siegmund Merkel (1845–1919)

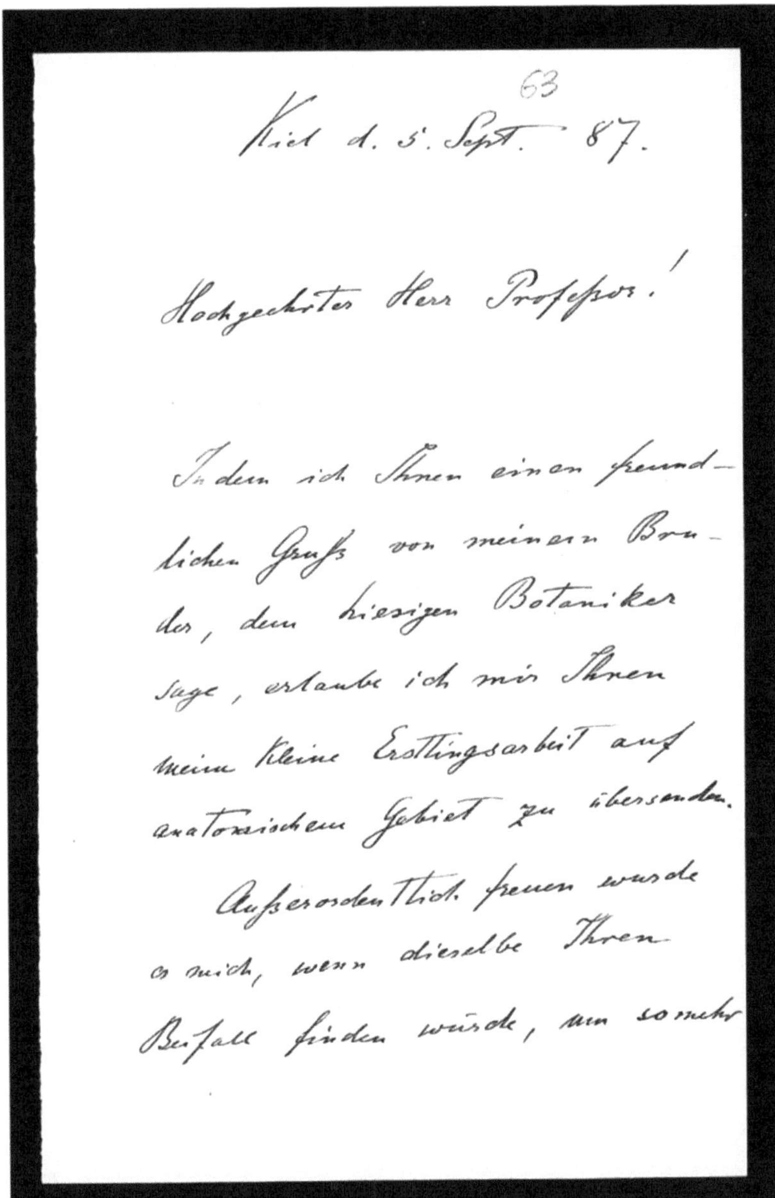

63

Kiel d. 5. Sept. 87.

Hochgeehrter Herr Professor!

Indem ich Ihnen einen freundlichen Gruß von meinem Bruder, dem hiesigen Botaniker sage, erlaube ich mir Ihnen meine kleine Erstlingsarbeit auf anatomischem Gebiet zu übersenden.

Außerordentlich freuen würde es mich, wenn dieselbe Ihren Beifall finden würde, um so mehr

Abbildung 26 Brief von Friedrich Reinke an Prof. Merkel in Göttingen (1887), Seite 1 (Niedersächsische Staats- und Universitätsbibliothek, Abteilung Handschriften und seltene Drucke)

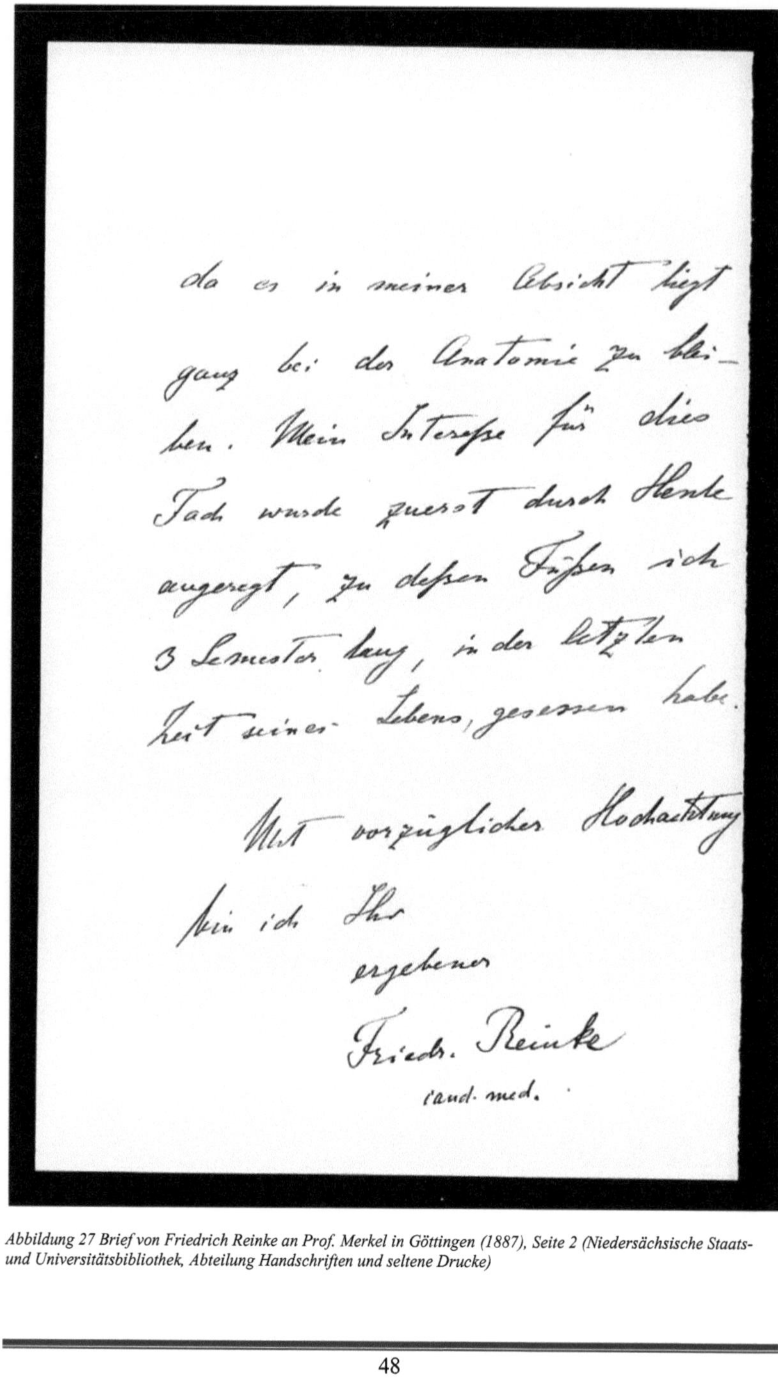

da es in meiner Absicht liegt
ganz bei der Anatomie zu bleiben. Mein Interesse für dies
Fach wurde zuerst durch Henle
angeregt, zu dessen Füßen ich
3 Semester lang, in der letzten
Zeit seines Lebens, gesessen habe.

Mit vorzüglicher Hochachtung
bin ich Ihr
ergebener
Friedr. Reinke
cand. med.

Abbildung 27 Brief von Friedrich Reinke an Prof. Merkel in Göttingen (1887), Seite 2 (Niedersächsische Staats- und Universitätsbibliothek, Abteilung Handschriften und seltene Drucke)

mit der Bitte um Bewertung. Im Begleitschreiben vom 05. September 1887 teilte Reinke Merkel mit – Reinke war zu diesem Zeitpunkt noch Kandidat der Medizin –, dass er sich für das Fachgebiet Anatomie entschieden hätte. Inspiriert sei er nicht zuletzt durch die Vorlesungen von Professor Friedrich Gustav Jakob Henle (1809–1885) worden, die er während seines Studiums in Göttingen besucht hatte. Professor Henle war fasziniert von der histologischen Anatomie und galt als Genie am Mikroskop. Er veranlasste, dass das Mikroskopieren in die studentische Ausbildung aufgenommen wurde. Vielleicht legte Henle damit den Grundstock zu Reinkes späteren Arbeiten. Wenn man Reinkes spätere zeichnerische Darstellungen mit den Zeichnungen seines Lehrers vergleicht, entdeckt man in den Arbeiten beider einen gewissen Hang zur Detailtreue. Prof. Henle beschrieb im Jahre 1862 einen schleifenförmigen Abschnitt des renalen Tubulussystems, welcher sich in der Medulla renalis befindet, die so genannte „*Henle*-Schleife“. Die Funktion der Henle-Schleife besteht in der Harnkonzentrierung mittels transzellulärer Wasserrückresorption. Bereits ein Jahr später stellte Reinke sich der „Preisaufgabe” der Kieler Universität und veröffentlichte die „*Experimentelle Untersuchungen über die Poliferation und Weiterentwicklung der Leukozyten*”. In Kiel bestand Reinke sein Staatsexamen (1890) und approbierte. Am 28. März 1891 promovierte er mit „*Untersuchungen über das Verhältnis der von Arnold beschriebenen Kernformen zur Mitose und Amitose*“ (s. Anhang Lebenslauf; THIEL, 1966, DRÄGER et al., 2011a).

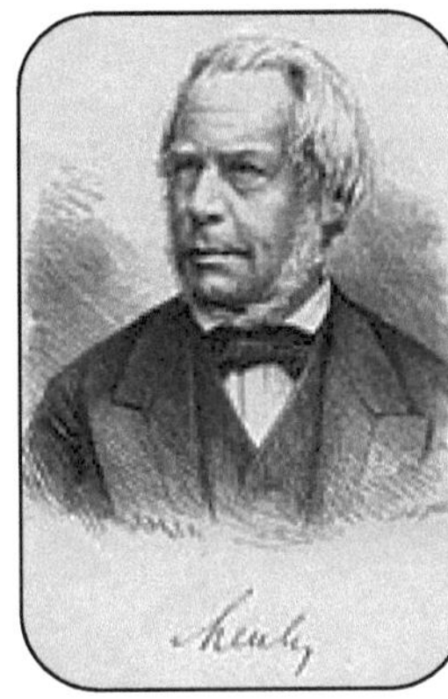

Abbildung 28 Professor Friedrich Gustav Jakob Henle (1809-1885), (Clendening Library Portrait Collection)

Abbildung 29 Promotionsurkunde von Friedrich Berthold Reinke. (Landesarchiv Schleswig-Holstein, Abt. 47.6 Nr. 231)

3.2 Reinkes Wanderjahre

Nach erfolgreicher Promotion 1891 verliess Friedrich Reinke Kiel und ging für 6 Monate nach Zürich, wo er als Assistent am pathologischen Institut der Universität Zürich unter Professor Edwin Klebs (1834-1913) tätig war und den späteren Rostocker Professor Dr. Otto Lubarsch (1860-1933) kennen lernte, mit dem ihn eine freundschaftliche Beziehung verband.

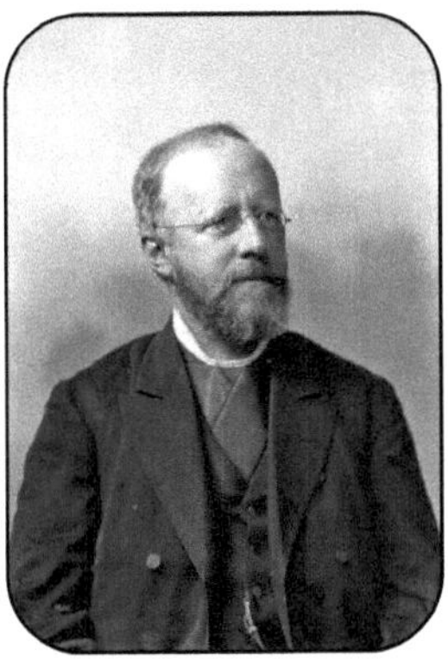

Abbildung 30 Prof. Dr. med. Albrecht Theodor Edwin Klebs (Cushing & Whitney Medical Libary)

Der aus Ostpreußen stammende Klebs war Schüler Virchows in Berlin und Nachfolger auf dessen Lehrstuhl in Würzburg (1872-1873). Prof. Klebs zählt zu den innovativsten Forschern der experimentellen Pathologie der 2. Hälfte des 19. Jahrhunderts und insbesondere zu den Begründern der modernen Infektionspathologie. Er fahndete nach den Erregern von Diphtherie, Syphilis, Pocken und Kuhpocken, Typhus, Lepra und Malaria. Dabei war er mehrfach auf der richtigen Spur, brach jedoch seine Untersuchungen vor dem letzten, beweisenden Schritt ab. Zum Scheitern trug auch bei, dass Klebs in Übereinstimmung mit einer damals verbreiteten Vorstellung fälschlicherweise Übergangsformen zwischen verschiedenen Bakterienformen für möglich hielt (Pleomorphismus). So glaubte er lange Zeit an die Existenz von nur zwei Hauptgruppen von „Schistomyceten“ (Bakterien), die er als Microsporine und Monadine bezeichnete. Die Originalität der bakteriologischen Forschung von Klebs bezeugen auch seine methodischen Beiträge. So entwickelte er mit seinem Schüler Tiegel 1881 ein Verfahren zur Sterilfiltration von Flüssigkeiten auf der Basis von "Thonzellen". Anschließend suchte er nach einem festen Nährboden und fand ihn in der sog. Hausenblase, der aufbereiteten Innenhaut der Schwimmblase von Fischen. Bei ihrem Einsatz unterliefen ihm jedoch konzeptionelle Fehler, so dass Klebs letztendlich der große bakteriologische Wurf versagt blieb. Dauerhaft eingegangen in die Mikrobiologie ist Edwin Klebs mit der Genusbezeichnung Klebsiella (CARTER, 2001; STÜRZBECHER, 1977).

Im Anschluss an diese Assistentenzeit, die er sehr humorvoll schildern konnte, unternahm Friedrich B. Reinke am 24. November 1891 eine Reise als Schiffsarzt auf dem Emigrantenschiff „Weiland" nach Brasilien. Er verband diese mit einem Verwandtenbesuch, da Angehörige seiner Familie seit 1872 in Porto Alegre lebten.

Wieder in Deutschland angekommen, arbeitete er 1892 als niedergelassener Arzt in Dahmen (Mecklenburg). Diese Tätigkeit beendete er, als ihm Professor Albert von Brunn die Stellung des 1. Prosektors am Anatomischen Institut der Universität Rostock offerierte. Diese Offerte nahm Friedrich Berthold Reinke wohlwollend an (s. Anhang Lebenslauf).

3.3 Die Zeit am Anatomischen Institut der Universität Rostock

Am 01. April 1893 übernahm Reinke die 1. Prosektorenstelle am Anatomischen Institut in Rostock unter der Leitung von Professor Albert von Brunn (1849 – 1895). Albert von Brunn hatte in Leipzig, Bonn und Breslau studiert. Nach Erhalt der Approbation ging er als Assistent zu Waldeyer nach Straßburg, anschließend als Prosektor zu Professor Henle nach Göttingen. 1883 wurde er Ordinarius des Anatomischen Instituts der Universität Rostocks und trat die Nachfolge von Professor Merkel an. Wie auch Henle beschäftigte sich v. Brunn mit den Nieren und deren Erkrankungen. V. Brunn beschrieb als einer der erster die Nebennierenzellen. Reinke begann 1893 in Rostock mit seinen histologischen Studien. Im selben Jahr verfasste er seine Habilitationschrift. Das Thema der Venia Legendi „*Zellstudien*", mit den hierfür notwendigen Beobachtungen hatte er bereits in Kiel

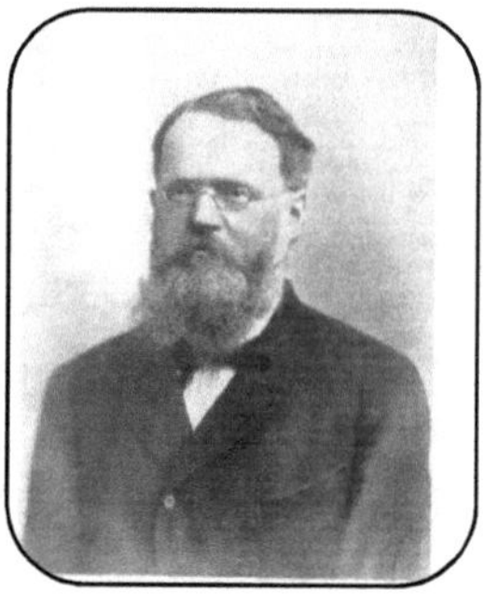

Abbildung 31 Prof. Dr. med. Albert von Brunn (Katner, Wilhelm, „Brunn, Walter Albert Ferdinand von", in: Neue Deutsche Biographie 2 (1955), S. 680 f.)

begonnen, den größten Teil erforschte er aber in Rostock. Im August 1894 erfolgte seine Ernennung zum Privatdozenten. Reinke war während seiner Prosektorenzeit an der Leitung der Mikroskopier- und Präparierkurse beteiligt (SCHUMACHER, 1970, s. Anhang Lebenslauf).

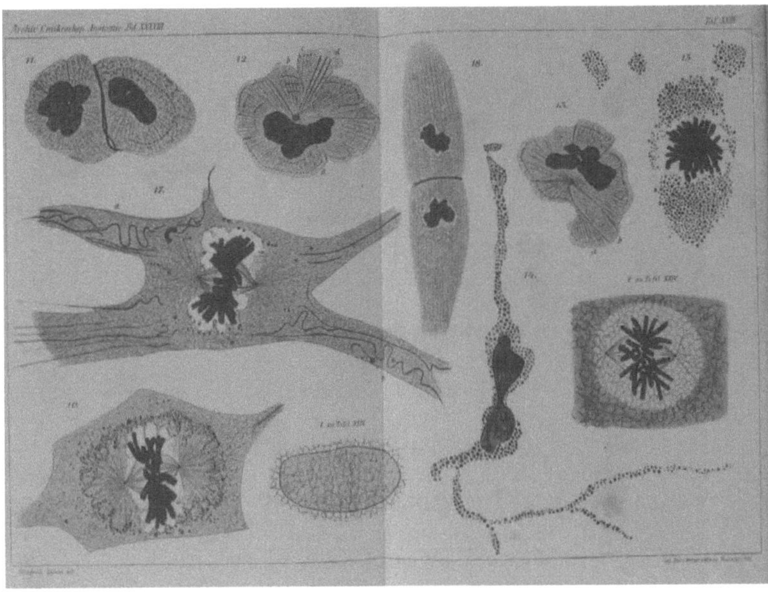

Abbildung 32 Zellstudien, Originalabbildung (Tafel XXIII, Archiv für mikroskopische Anatomie Band 43, 1894)

Zur

Habilitations-Vorlesung

des

Herrn Dr. med. Friedrich Reinke

über

die Structur des Zellkerns,

welche derselbe

am Sonnabend, den 11. November 1893, Mittags 12 Uhr,

in der

Aula der Universität

halten wird,

werden

sämmtliche Angehörige und Freunde der Landesuniversität

Seitens der medicinischen Facultät

eingeladen

durch den derzeitigen Decan

Dr. Madelung.

Universitäts-Buchdruckerei von Adler's Erben.

Abbildung 33 Originalkopie der Habilitationsvorlesung (Archiv der Universität Rostock)

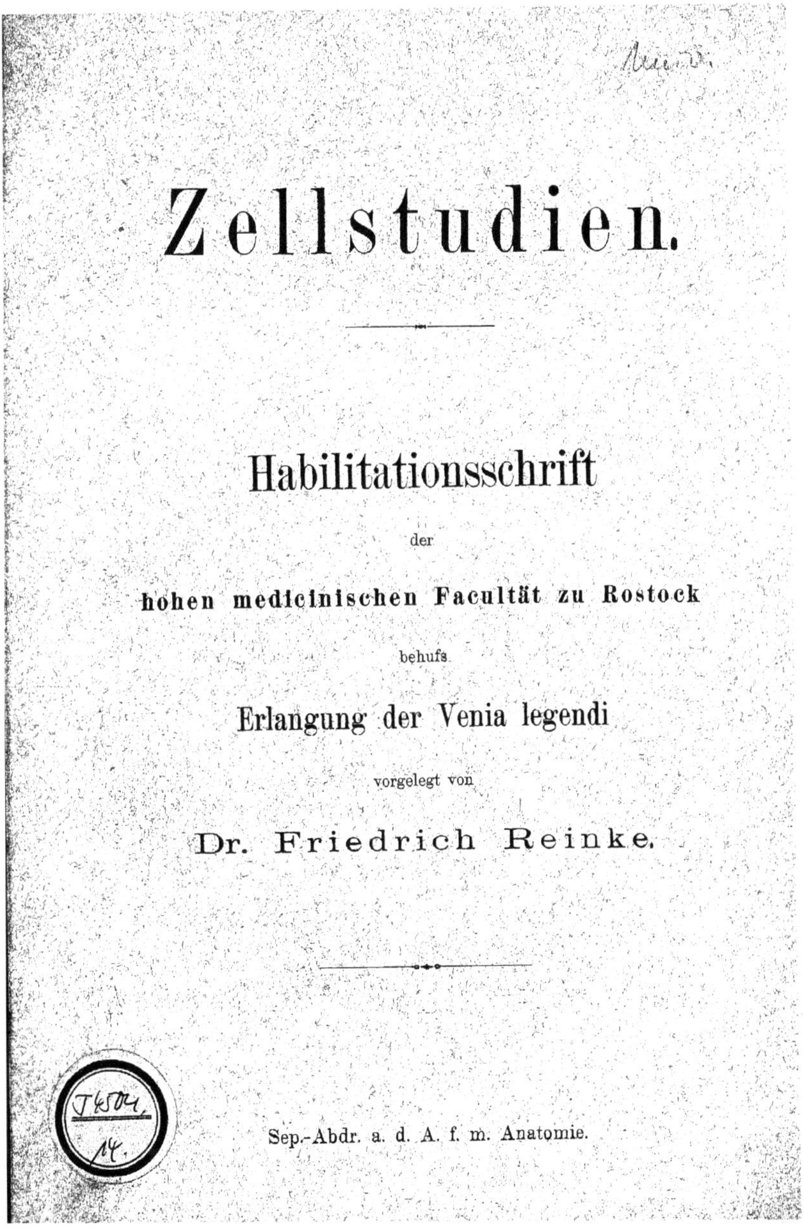

Zellstudien.

Habilitationsschrift

der

hohen medicinischen Facultät zu Rostock

behufs

Erlangung der Venia legendi

vorgelegt von

Dr. Friedrich Reinke.

Sep.-Abdr. a. d. A. f. m. Anatomie.

Abbildung 34 Originalkopie der Habilitationsschrift (Sondersammlung Rostock)

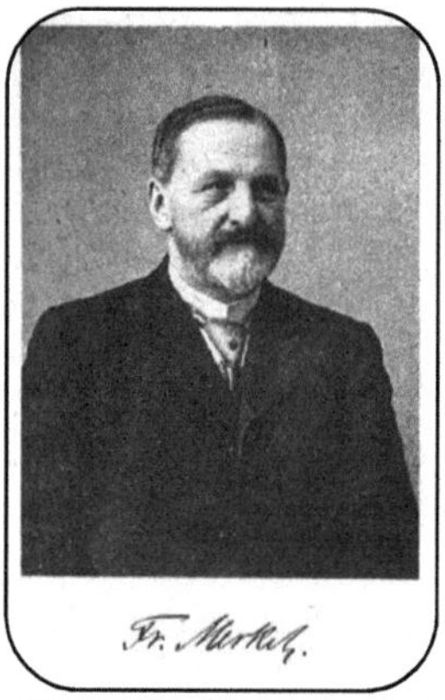

Abbildung 35 Prof. Johann Friedrich Sigmund Merkel (1845-1919), (Universitätsmuseen und Sammlungen in Deutschland)

Im August 1895 führte Reinke einen regen Schriftverkehr mit Professor Merkel in Göttingen. Aus einer Fachzeitung hatte er erfahren, dass der dortige Prosektor Kallius einen Ruf nach Tübingen angenommen hätte, worauf sich Reinke auf dessen Posten bewarb. In seiner Bewerbung gab er zu bedenken, dass sich seine bisherigen Forschungen zwar nur in eine Richtung – Zellforschung – bewegen. Dies hatte er in Rostock aber nur aus einem einzigen Grunde vorangetrieben, da er beweisen wollte, dass er in der Lage war, selbständig wissenschaftlich zu arbeiten und nicht nur auf Anweisungen von Professor Flemming forschen zu können. Eigentlich fühlte er sich in Rostock wohl, aber wie Prof. Merkel aus eigener Erfahrung wüsste (Merkel war von 1872-1883 Ordinarius des Instituts für Anatomie in Rostock), waren ihm die Verhältnisse in Rostock zu klein und für eine Lebensstellung ist die Rostocker Prosektur „*kümmerlich*" [Abb. 37-39]. Reinkes Bemühungen um eine Anstellung in Göttingen wurden durch die Inventionen des preußischen Kultusministeriums, besonders durch Geheimrat Althoff, erschwert. Über die Antworten Merkels kann nur spekuliert werden, diese Briefe sind an die Privatadresse Reinkes versandt worden und damit für weitere Recherchen verloren. Trotzdem verfolgte Reinke sein Ziel, in Göttingen arbeiten zu dürfen, hartnäckig, da Professor Merkel zu den führenden deutschen Anatomen gehörte und das Honorar in Göttingen eher seinen Vorstellungen entsprach. Merkel wurde bereits 1880 in die Deutsche Akademie der Naturforscher Leopoldina aufgenommen. Nach ihm sind die Merkel-Zellen oder Merkel-Körperchen benannt, spezielle Sinneszellen in den tieferen Anteilen der Epidermis, die als Druckrezeptoren wirken. In einem zweiten Brief warf Reinke Merkel vor, dass sich dieser dermaßen von Geheimrat Althoff beeinflussen ließe, wiederholte aber energisch erneut sein Gesuch um Anstellung [Abb. 40-42]. Reinke war durch diesen Umstand menschlich sehr enttäuscht.

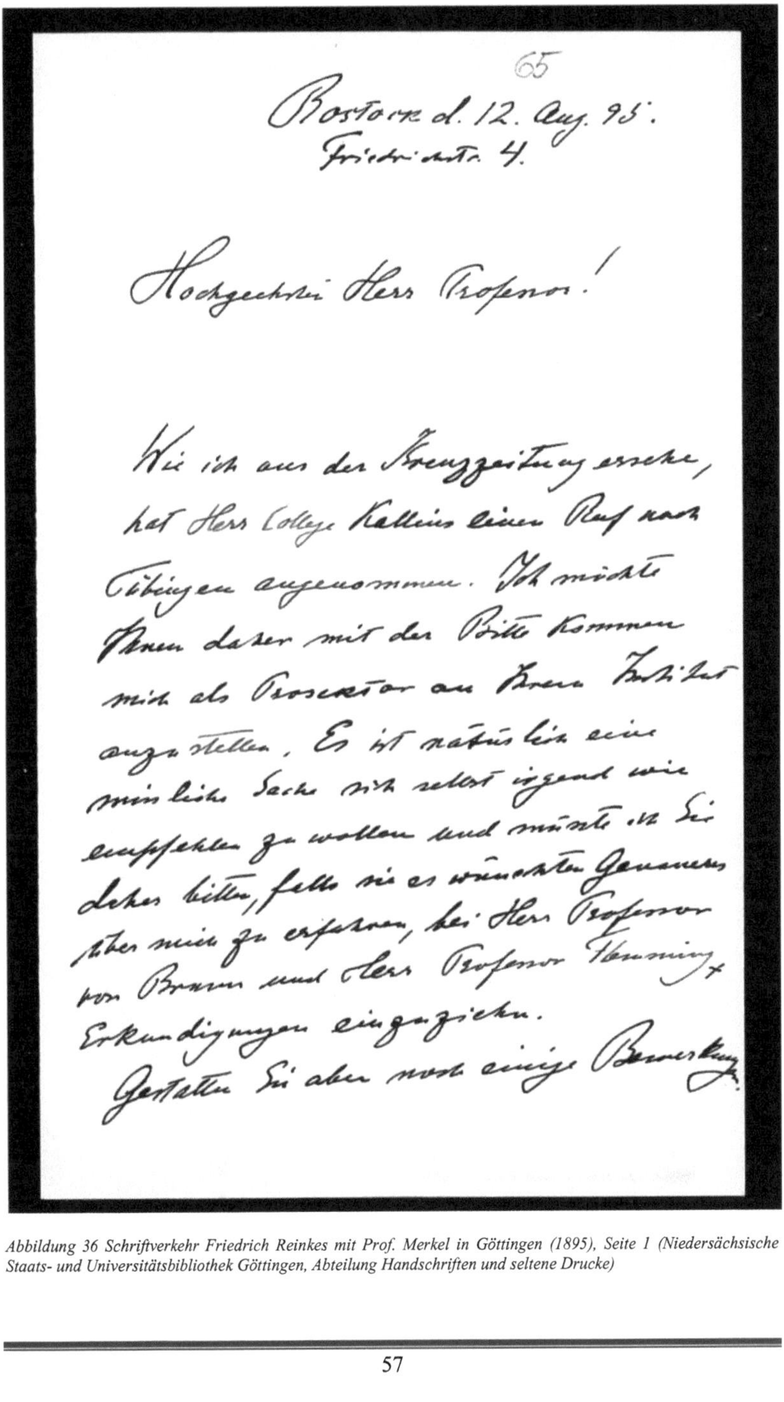

65

Rostock d. 12. Aug. 95.
Friedrichstr. 4.

Hochgeehrter Herr Professor!

Wie ich aus der Kreuzzeitung ersehe, hat Herr College Kallius einen Ruf nach Tübingen angenommen. Ich möchte Ihnen daher mit der Bitte kommen mich als Prosektor an Ihrem Institut anzustellen. Es ist natürlich eine mißliche Sache sich selbst irgend wie empfehlen zu wollen und möchte ich Sie daher bitten, falls Sie es wünschten Genaueres über mich zu erfahren, bei Herrn Professor von Brunn und Herrn Professor Flemming + Erkundigungen einzuziehen.
Gestatten Sie aber noch einige Bemerkungen:

Abbildung 36 Schriftverkehr Friedrich Reinkes mit Prof. Merkel in Göttingen (1895), Seite 1 (Niedersächsische Staats- und Universitätsbibliothek Göttingen, Abteilung Handschriften und seltene Drucke)

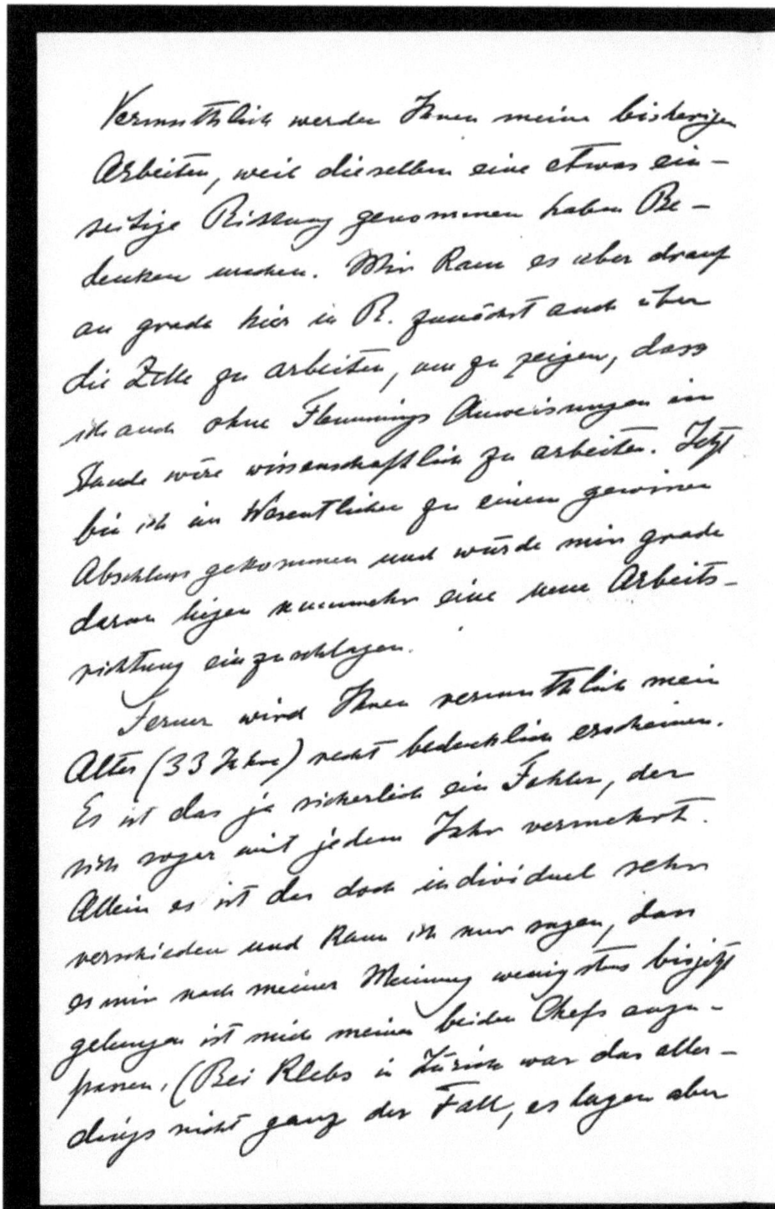

Vermuthlich werden Ihnen meine bisherigen
Arbeiten, weil dieselben eine etwas ein-
seitige Richtung genommen haben, Bedenken machen. Mir kam es aber drauf
an grade hier in K. zunächst auch über
die Zelle zu arbeiten, um zu zeigen, dass
ich auch ohne Flemmings Anweisungen im
Stande wäre wissenschaftlich zu arbeiten. Jetzt
bin ich im Wesentlichen zu einem gewissen
Abschluss gekommen und würde mir grade
daran liegen nunmehr eine neue Arbeits-
richtung einzuschlagen.

Ferner wird Ihnen vermuthlich mein
Alter (33 Jahre) nicht bedenklich erscheinen.
Es ist das ja sicherlich ein Fehler, der
sich sogar mit jedem Jahr vermehrt.
Allein es ist das doch individuell sehr
verschieden und kann ich nur sagen, dass
es mir nach meiner Meinung wenigstens bisjetzt
gelungen ist mich meinen beiden Chefs anzu-
passen. (Bei Klebs in Zürich war das allerdings nicht ganz der Fall, es lagen aber

Abbildung 37 Schriftverkehr Friedrich Reinkes mit Prof. Merkel in Göttingen (1895), Seite 2 (Niedersächsische Staats- und Universitätsbibliothek Göttingen, Abteilung Handschriften und seltene Drucke)

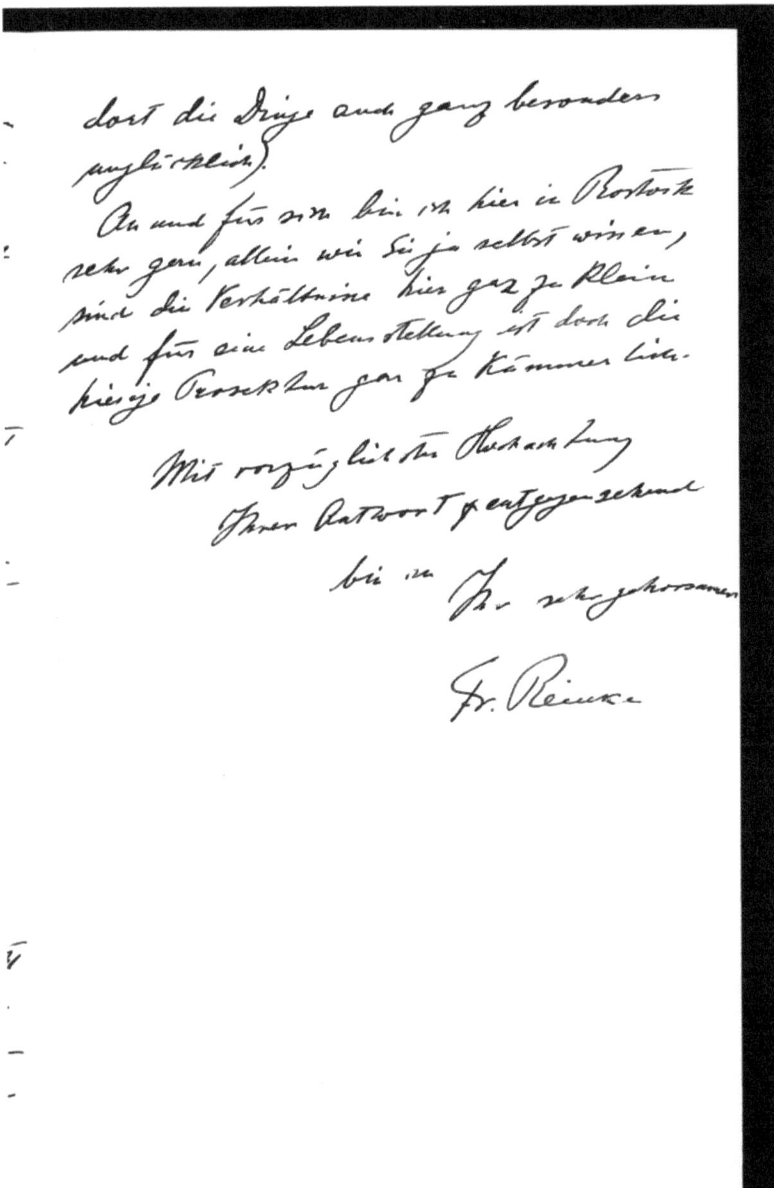

dort die Dinge auch ganz besonders unglücklich).

An und für sich bin ich hier in Rostock sehr gern, allein wie Sie ja selbst wissen, sind die Verhältnisse hier ganz zu klein und für eine Lebensstellung ist doch die hiesige Prosektur gar zu kümmerlich.

Mit vorzüglichster Hochachtung

Ihrer Antwort entgegensehend

bin ich Ihr sehr gehorsamer

Fr. Reinke

Abbildung 38 Schriftverkehr Friedrich Reinkes mit Prof. Merkel in Göttingen (1895), Seite 3 (Niedersächsische Staats- und Universitätsbibliothek Göttingen, Abteilung Handschriften und seltene Drucke)

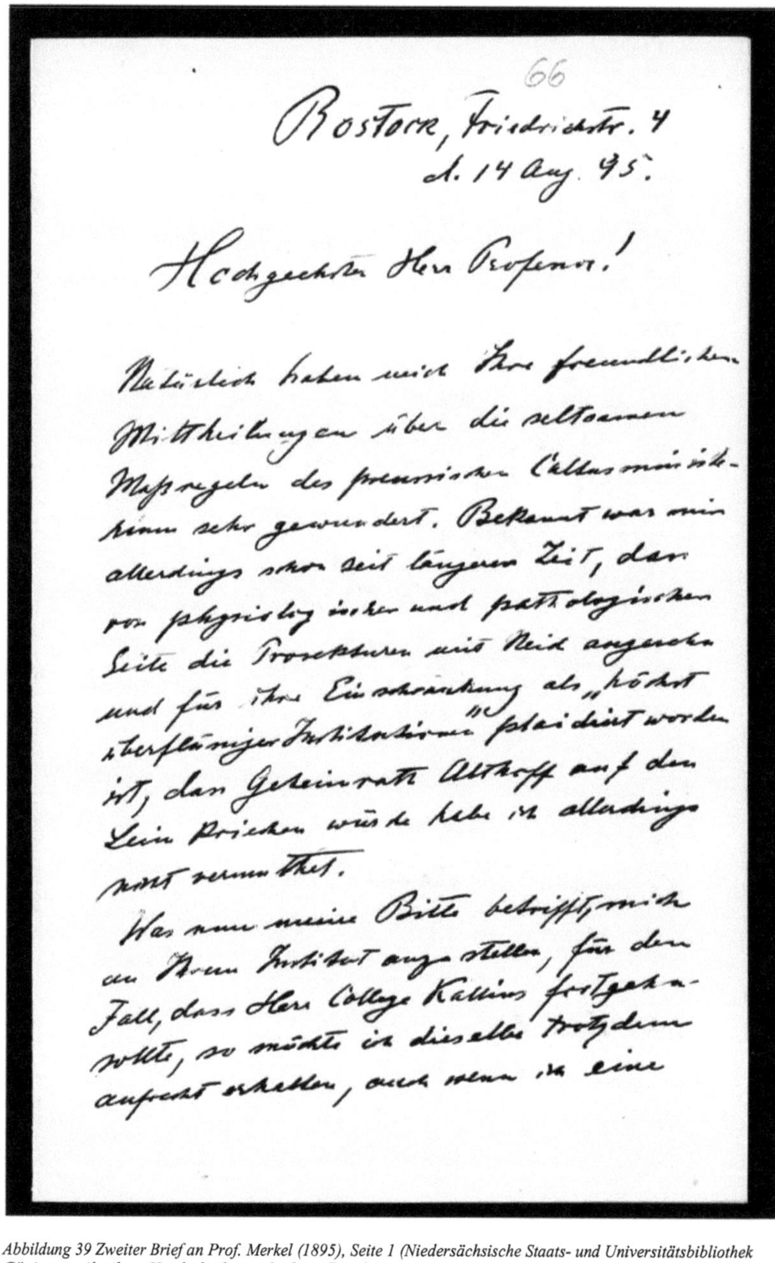
66

Rostock, Friedrichstr. 4
d. 14 Aug. 95.

Hochgeehrter Herr Professor!

Natürlich haben mich Ihre freundlichen
Mittheilungen über die seltsamen
Maßregeln des preussischen Cultusminis-
teriums sehr gewundert. Bekannt war mir
allerdings schon seit längerer Zeit, dass
von physiologischer und pathologischer
Seite die Prosekturen mit Neid angesehen
und für ihre Einschränkung als „höchst
überflüssiger Institutionen" plaidirt worden
ist, dass Geheimrath Althoff auf den
Leim kriechen würde habe ich allerdings
nicht vermuthet.

Was nun meine Bitte betrifft, mich
an Ihrem Institut anzustellen, für den
Fall, dass Herr College Kallius fortgehen
sollte, so möchte ich dieselbe trotzdem
aufrecht erhalten, auch wenn ich eine

Abbildung 39 Zweiter Brief an Prof. Merkel (1895), Seite 1 (Niedersächsische Staats- und Universitätsbibliothek Göttingen, Abteilung Handschriften und seltene Drucke)

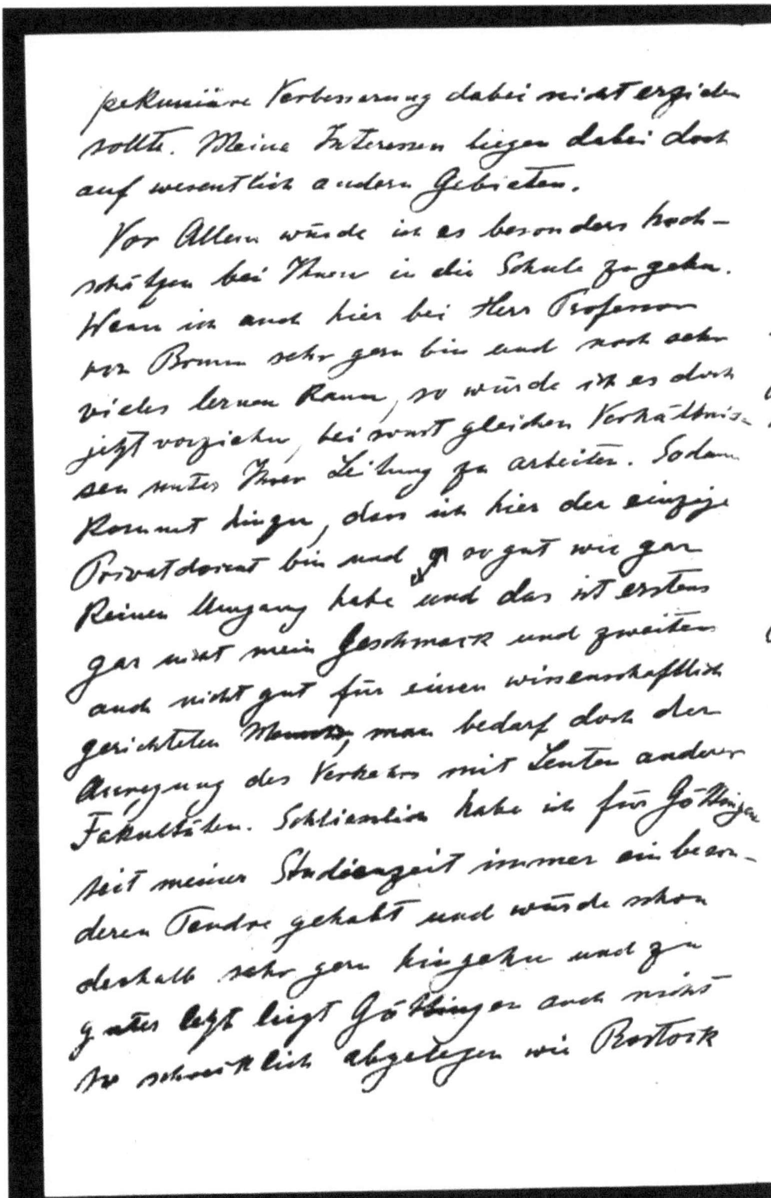
pekuniäre Verbesserung dabei nicht ergeben
sollte. Meine Interessen liegen dabei doch
auf wesentlich andern Gebieten.
Vor Allem würde ich es besonders hoch-
schätzen bei Ihnen in die Schule zu gehen.
Wenn ich auch hier bei Herr Professor
von Brunn sehr gern bin und noch sehr
vieles lernen kann, so würde ich es doch
jetzt vorziehen, bei sonst gleichen Verhältnis-
sen unter Ihrer Leitung zu arbeiten. Sodann
kommt hinzu, dass ich hier der einzige
Privatdocent bin und so gut wie gar
keinen Umgang habe und das ist erstens
gar nicht mein Geschmack und zweitens
auch nicht gut für einen wissenschaftlich
gerichteten Menschen, man bedarf doch der
Anregung des Verkehrs mit Leuten anderer
Fakultäten. Schliesslich habe ich für Göttingen
seit meiner Studienzeit immer eine besondere Tendre gehabt und würde schon
deshalb sehr gern hingehen und zu
guter Letzt liegt Göttingen auch nicht
so schrecklich abgelegen wie Rostock

Abbildung 40 Zweiter Brief an Prof. Merkel (1895), Seite 2 (Niedersächsische Staats- und Universitätsbibliothek Göttingen, Abteilung Handschriften und seltene Drucke)

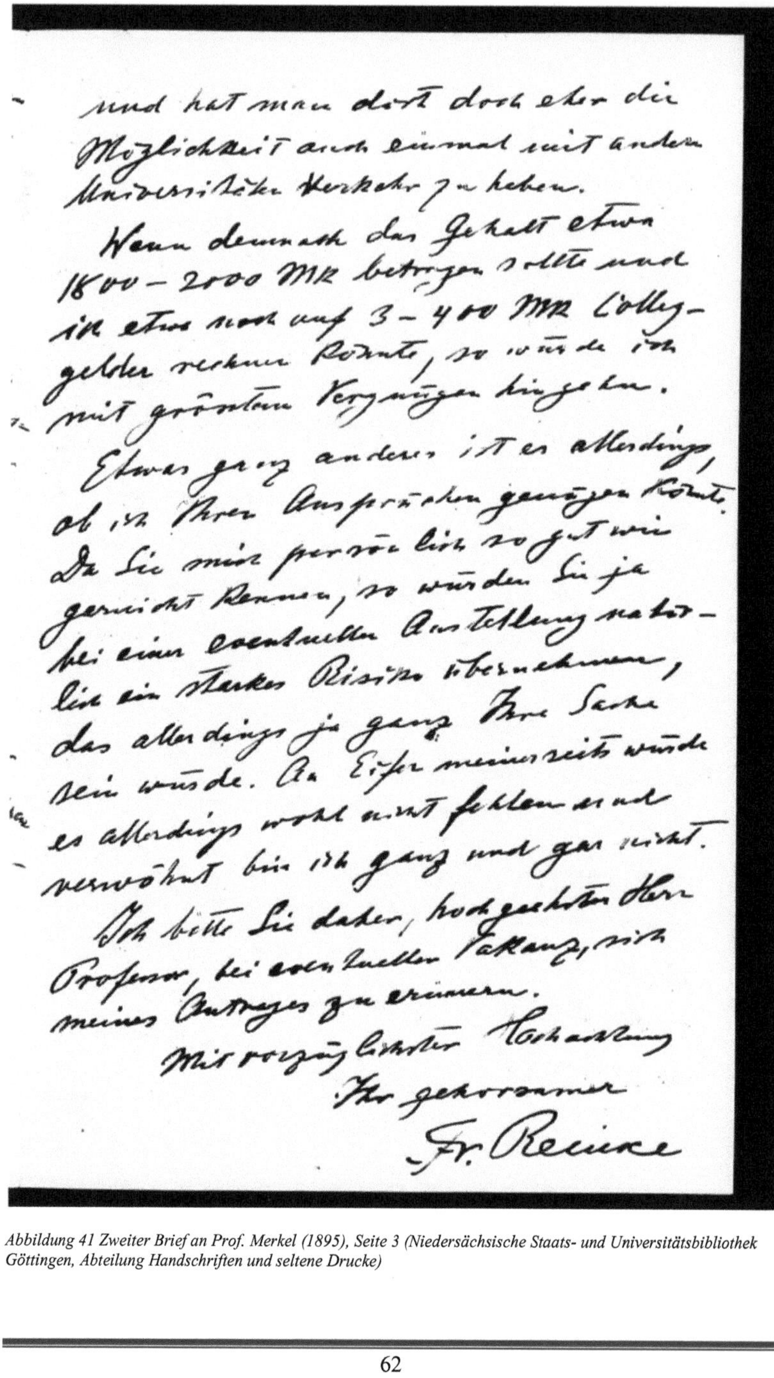
und hat man dort doch eher die
Möglichkeit auch einmal mit andern
Universitäten Verkehr zu haben.

Wenn demnach das Gehalt etwa
1800–2000 Mk betragen sollte und
ich etwa noch auf 3–400 Mk Colleg-
gelder rechnen könnte, so würde ich
mit größtem Vergnügen hingehen.

Etwas ganz anderes ist es allerdings,
ob ich Ihren Ansprüchen genügen könnte.
Da Sie mich persönlich so gut wie
gar nicht kennen, so würden Sie ja
bei einer eventuellen Anstellung natürlich ein starkes Risiko übernehmen,
das allerdings ja ganz Ihre Sache
sein würde. An Eifer meinerseits würde
es allerdings wohl nicht fehlen und
verwöhnt bin ich ganz und gar nicht.

Ich bitte Sie daher, hochgeehrter Herr
Professor, bei eventuellen Vakanz, sich
meines Antrages zu erinnern.

Mit vorzüglichster Hochachtung
Ihr gehorsamer
Fr. Reinke

Abbildung 41 Zweiter Brief an Prof. Merkel (1895), Seite 3 (Niedersächsische Staats- und Universitätsbibliothek Göttingen, Abteilung Handschriften und seltene Drucke)

Der Tod von Professor v. Brunn am 19. Dezember 1895 und Hoffnung die Leitung des Instituts zu übernehmen, veränderte die Situation. Beide Vorhaben von Friedrich Reinke scheiterten aber erneut an Geheimrat Friedrich Theodor Althoff (1839 – 1908), der aktiv in die Berufungspolitik der Universitäten eingriff. Friedrich Althoff war Leiter der Hochschulabteilung im preußischen Kulturministerium. Obwohl Althoff dem Kultusminister unterstellt war und selbst nie ein Ministeramt bekleidete, war er die gestaltende Person der preußischen Hochschulpolitik seiner Zeit. Die bedeutende Stellung wurde schon von seinen Zeitgenossen erkannt und er wurde wegen seines energischen Handelns und seiner Durchsetzungskraft der „*Bismarck des deutschen Universitätswesen*" genannt (DOMASCHKE, 2001). Die 1911 gegründete Kaiser-Wilhelm-Gesellschaft (seit 1948 Max-Planck-Gesellschaft) geht auf seine Vorarbeiten zurück.

Das Amt als kommissarischer Leiter des Anatomischen Institutes führte Reinke bis März 1896 aus. Am 9. Oktober 1900 wurde Friedrich B. Reinke zum außerordentlichen Professor der Medizinischen Fakultät in Rostock ernannt.

Abschrift

18947d

Zum Antrag vom 8. August d. Js. Schwerin, den 9. Oktober 1900,

Das unterzeichnete Ministerium theilt der medicinischen Facultät hierdurch mit, dass der Privatdocent Dr. med. Friedrich Reinke zum außerordentlichen Professor der medicinischen Facultät der Landes-Universität zu Rostock ernannt ist.

Wegen seiner Einführung und Beeidigung ist Verfügung ergangen.

Grossherzoglich Mecklenburgisches Ministerium,

Abtheilung für Unterrichtsangelegenheiten

An

Die medizinische Facultät

in Rostock

Abschrift aus der Personalakte Blatt 19

„[...] *Dr. Fr. Reinke, seit dem 1. April 1893 Assistent am Anatomischen Institut der Universität Rostock, seit April Privatdozent, hat während dieser Zeit eine Reihe tüchtiger wissenschaftlicher Arbeiten veröffentlicht. Dr. Reinke soll die Auszeichnung zuteilwerden, zum außerordentlichen Professor ernannt zu werden. Falls er die Stellung eines Assistenten freiwillig oder nach Kündigung von Seiten des Institutsdirektors aufgibt, hat er keinen Anspruch auf weitere Benutzung des Anatomischen Institutes und seiner Lehrmittel. Auch soll Dr. Reinke nicht zum außerordentlichen Professor der Anatomie, sondern schlechtweg zum außerordentlichen Professor der Medizin ernannt werden*“ (MD 8/00).

3.4 Kommissarische Leitung des Anatomischen Instituts Rostocks

Nach dem plötzlichen Herztod von Professor Albert von Brunn am 19. Dezember 1895 wurde Friedrich Reinke zum kommissarischen Leiter des Anatomischen Instituts berufen. Es wurde von vornherein vom „*Grossherzoglich Mecklenburgschen Ministerium, Abtheilung Universitäre Angelegenheiten*” betont, dass er nie die Position des Direktors einnehmen werde, da in Deutschland Hausberufungen unüblich und nur unter besonderen Verfahren zulässig (*Hausberufungsverbot*) seien. Am 31. März 1896 endete die kommissarische Leitung und Friedrich Reinke fiel in die Position eines Assistenten zurück. Mit dieser Rückstufung und der Einstellung des „Neuen” kehrte der Unfrieden in das Anatomische Institut ein.

3.5 Der neue Vorgesetzte

Am 01. April 1896 folgte Dietrich Barfurth (1849–1927) dem Ruf als ordentlicher Professor und Direktor des Anatomischen Instituts zu Rostock.

Barfurth fand erst nach abgeschlossenem Studium der Naturwissenschaften und Mathematik in Göttingen den Weg zur Medizin. Er studierte diese an der Rheinischen-Friedrich-Wilhelms-Universität in

Bonn, wo er 1882 promovierte. Im gleichen Jahr bestand Barfurth sein medizinisches Staatsexamen und habilitierte sich 1883 in der Anatomie. Ab 1888 war er Prosektor am Anatomischen Institut der Georg-August-Universität Göttingen bei Professor Friedrich Merkel. Professor Dietrich Barfurth blieb nach seiner Berufung als Direktor in Rostock (1896) bis zu seiner Emeritierung (1921) dem Institut verbunden. Neben der Leitung des Instituts wurde Barfurth in den Jahren 1902 und 1917 zum Rektor der Universität gewählt. Seine Forschungsschwerpunkte waren u. a. die „*Experimentelle Untersuchung über die Vererbung der Hyperdaktylie bei Hühnern*" und „*Methoden zur Erforschung der Regeneration bei Tieren*". Barfurths Sohn Walther schrieb seine Dissertation in Weiterführung der Forschungsarbeit seines Vaters ebenfalls über die Hyperdaktylie (SCHUMACHER, 1970).

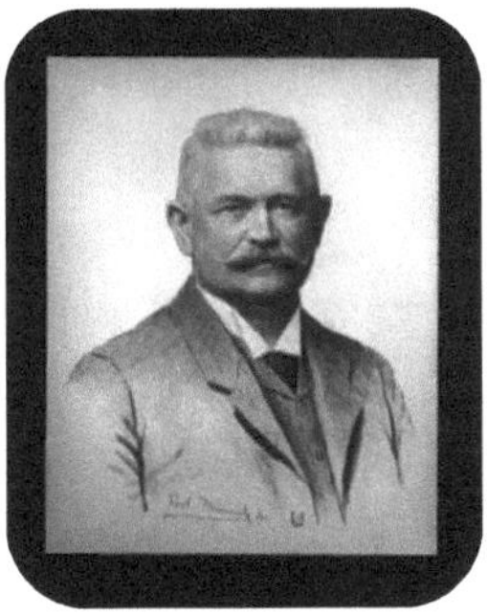

Abbildung 42 Professor Dr. med. Karl Dietrich Gerhard Barfurth (Stadtarchiv Rostock)

Die Spannungen zwischen Professor Barfurth und PD Dr. Reinke waren vorhersehbar. Unter Prof. von Brunn hatte Friedrich Reinke viele Freiheiten genossen, jetzt musste er sich unterordnen und den Vorgaben des neuen Direktors Folge leisten.

Friedrich Reinke hatte mit seiner „neuen alten" Position des Prosektors, also mit der Assistentenstelle, große Schwierigkeiten. In seiner Position als Prosektor war er an der Leitung der Mikroskopier- und Präparierübungen maßgeblich beteiligt. Er liest zwei Vorlesungen, „Knochen-und Bänderlehre" und „Allgemeine Anatomie" (s. Anhang). Für seine wissenschaftlichen Forschungen wurde ihm das nötige Material zur Verfügung gestellt. Leider kam es zwischen Barfurth und Reinke immer wieder zu unerquicklichen Auseinandersetzungen, die durch persönliches Schrifttum in der Personalakte Reinkes im Universitätsarchiv dokumentiert sind.

Barfurth schätzte Reinke als Mitarbeiter nicht und kritisiert besonders sein Betragen ihm gegenüber. „*Anfang Juni gingen Sie eines Mor-*

gens 9 Uhr mit dem Hut auf dem Kopfe im Institut an mir vorüber, ohne zu grüssen, so dass ich Ihnen „guten Morgen!" zurief. Soweit dürfen Menschen unserer Kreise nicht gehen, auch wenn zwischen ihnen eine Spannung besteht. Indessen würde ich ein solches Verhalten eines Assistenten milder beurteilen, wenn er durch eifrige Arbeit Verdienste für das Institut erworben hätte. Aber auch das trifft nicht zu" (MD 8/00).

In einem weiteren schriftlichen Vermerk in der Personalakte steht folgende Notiz von Barfurth über F. Reinke. „[...] *ich bin dazu durch die Erfahrung veranlasst, dass Sie mich als Institutsdirektor, und auch zu den Arbeiten des Instituts die richtige Stellung nicht mehr einnehmen*" [...] „*Als Sie im Mai d. J. wegen Krankheit zwei Wochen lang nicht ins Institut kommen konnten und ich deshalb gezwungen war, die Präparate für den mikroskopischen Kursus, deren Vorbereitung nach unserem Uebereinkommen sonst Ihnen zukommt, selbst zu schneiden, fand ich zu meiner unangenehmen Ueberraschung, dass alle Präparatenblöcke in sechs grossen Gläsern zusammen untergebracht waren und dass von den 5 – 600 Präparaten kaum 30, und diese ganz unvollständig, bezeichnet waren. Ich habe 14 Arbeitstage meines Lebens verloren, um mit Hülfe des stud. med. E. Witt, der in dieser Angelegenheit als Zeuge dienen kann, durch Probeschnitte von den unsortierten Präparaten ihre Natur zu bestimmen und damit das nötigste Material für den mikroskopischen Unterricht des laufenden Semesters zu gewinnen*" (MD 8/00). Nach dieser Beschwerde wurde Reinke die Teilnahme an den Präparierübungen nicht mehr gestattet. Am 30. Juni 1904 kündigt Barfurth Reinke die von ihm bekleidete Assistentenstelle eines Prosektors zum 01. Oktober d. Jahres.

3.6 Reinkes Verhalten und dessen Auswirkung auf das Direktorat der Universität

Reinkes Charakter schien problematisch gewesen zu sein. Er wurde als ungestüm und offen, bis zur Rücksichtslosigkeit und Grobheit beschrieben. Widerspruch reizte ihn zu Ausbrüchen von Jähzorn. In seinen späteren Rostocker Jahren gab Reinke die anatomische Forschung nicht auf, vernachlässigte aber seine Aufgaben als Prosektor. So hielt er sich nicht Arbeitszeiten und ließ Vorlesungen ohne Wissen der Hörer kurzfristig ausfallen, woraufhin er nicht mehr an den Präparationsübungen teilnehmen darf. „*Wenn ich also [...] nach meinem Amtsantritt im Sommer 1896 gezwungen war, den Prosektor Reinke an seine Pflicht zu erinnern, weil er einmal seine Vorlesung über Osteologie, die von 10-11 Uhr stattfinden sollte, verschlief und [...] darauf ein zweites Mal die Vorlesung von Warnemünde aus telegraphisch abbestellte, während die Zuhörer in beiden Fällen vergeblich im Auditorium warteten [...]*“ (MD 8/00).

Der Disput zwischen den Professoren eskalierte derart, als Friedrich Reinke Barfurth sein Gehalt zu Verfügung stellte, damit dieser sich einen Assistenten leisten könnte, da er selbst am „*Injizieren und Etiquettieren*“ (MD 8/00) nicht interessiert sei. So merkte Barfurth an, dass „[die] *für diese Arbeit notwendige Mass an Sorgfalt fehlt. Ich habe das zu meinem Schaden erfahren, denn ich habe seit vielen Jahren einen grossen Teil der Prosektorenarbeit übernehmen und dadurch meine eigene wissenschaftliche Tätigkeit beeinträchtigen müssen. Bis vor kurzer Zeit habe ich das aus Rücksicht auf Ihre Lage ertragen. Sie waren literarisch tätig, um sich, wie Sie mir sagten, für das Alter etwas zurückzulegen, und ich habe deshalb diese Tätigkeit in keiner Weise gehindert. Ich habe eine in den letzten Jahren öfter beabsichtigte, auch wiederholt Ihnen angedrohte Kündigung nicht ausgeführt aus Rücksicht auf Ihre Mittellosigkeit. Nachdem Sie aber durch Ihre Verheiratung so wohlhabend geworden sind, dass Sie mir Ihr Gehalt als Prosektor zur Verfügung stellen konnten, um mir einen Assistenten für die kleinen Institutsarbeiten zu halten, fällt diese Rücksicht weg*“ (MD 8/00).

Barfurth missfiel besonders Reinkes barscher und beleidigender Umgangston, seine Unzuverlässigkeit und sein sorgloser Umgang mit den Präparaten, so dass er sich entschloss, Reinke 1904 zu kündigen (Abschrift Kündigungsschreiben s. Anlage). Man räumt ihm aber gleichwohl die Möglichkeiten zur experimentellen Arbeiten ein, um ihm die Option zu geben, seine Aussagen über sein Können unter Beweis zu stellen. *„Da er nun aber selber offenbar der Ansicht ist, dass er noch etwas Erhebliches leisten werde, so könnte man ihm immerhin eine Möglichkeit dazu gewähren“* (MD 8/00). Friedrich Reinke äußerte die Bitte seine wissenschaftlichen Forschungen in einem Raum des Instituts für Anatomie fortführen zu dürfen. Prof. Barfurth teilte ihm aber mit, dass er keinen Raum für ihn habe, aber das benötigte Instrumentarium sowie die Alkohole und destilliertes Wasser für den wissenschaftlichen Gebrauch, dazu Tiere und Reagenzien bis zu einem Betrag in Höhe von 80,00 Mark jährlich zur Verfügung stellen würde (MD 8/00). Reinke erhielt einen Arbeitsplatz im Physiologischen Institut, das Vorbereitungszimmer des Spektatoriums. Am 03. November 1904 trafen Prof. Barfurth und F. Reinke eine Vereinbarung, dass Barfurth ihm die Verantwortung für die zwei Vorlesungen „Knochen- und Bänderlehre“ und „Allgemeine Anatomie“ weiterhin bis auf Widerruf überträgt.

„Sollten Sie nach Niederlegung der Assistentenstelle in Rostock bleiben wollen, so bin ich bereit Ihnen unter bestimmten Bedingungen eine Lehrtätigkeit zu ermöglichen und mitzuwirken, dass die Gelegenheit zu wissenschaftlichen Arbeiten bekommen. Ich bemerke aber hier schon, dass ich Ihnen die Beteiligung an der Leitung der Präparierübungen und des mikroskopischen Kursus nicht mehr gewähren kann und dass Sie sich auf einige theoretische Vorlesungen beschränken müssen. Da Sie zwar berechtigt sind Vorlesungen auf dem Gebiet der Anatomie zu halten, aber keinen Lehrauftrag haben, der Lehrauftrag für Anatomie vielmehr mir allein zugewiesen ist, so sehe ich einem Gesuch Ihrerseits auf Ueberweisung von Vorlesungen durch mich entgegen. Ebenso stelle ich Ihnen mit Bezugnahme auf das Ministerial-Reskript vom 16. Dezember 1896 (Nr. 19381a) anlässlich des ähnlichen

Falles Lubarsch anheim, um Ihre Zulassung zu den Einrichtungen des Instituts nach Massgabe des Bedürfnisses zu bitten. Es würde sich also dabei wesentlich um Benutzung des Auditoriums, der Sammlung und der Mikroskope für Ihre Vorlesungen handeln" (MD 8/00).

Auf die Position des ersten Prosektors folgte ihm der spätere Ordinarius der Greifswalder Anatomie Prof. Dr. Otto Heinrich Karl Gustav Hermann Dragendorff (1877-1962).

Am 20. Oktober des Jahres 1907 schrieb Barfurth einen Bericht an das Grossherzogliche Ministerium, da Friedrich Reinke ihn um eine Gratifikation gebeten hatte. In diesem Bericht sparte Barfurth nicht an Kritik. So zweifelte er an der Aussage, dass der verstorbene Professor von Brunn Reinkes dienstliche Leistung als hervorragend beurteilt habe. „*Im Sommer des Jahres 1896 meldete sich* [...] *Dr. Küchenmeister bei mir zur Prosektorstelle mit der Erklärung, die Stelle wäre ihm von Prof. von Brunn zugesagt worden, sobald er mit seinem Examen fertig und abkömmlich wäre*" (MD 8/00). Besagter Dr. Küchenmeister war im WS 1894/1895 am Anatomischen Institut unter Prof. von Brunn Volontär-Assistent.

Barfurth pflegte zu den Studenten und zu seinen Assistenten ein herzliches Verhältnis, so dass er liebevoll als „Vadding" bezeichnet wurde, dennoch forderte er einen gewissen Respekt seiner Person gegenüber und Anerkennung der Hierarchie ein (SCHUMACHER, 1970). Nachdem Reinke unter Prof. von Brunn „Narrenfreiheit" genoss, anschließend selbst als Direktor fungierte, musste er sich nun wieder die Stellung als untergebener Assistenten gefallen lassen. „*Ich verbitte mir, dass Sie ausserhalb des Instituts das Gerücht verbreiten, Sie wären mein Vorgesetzter! Vorgesetzter ist ein militärischer Begriff! Sie sind Direktor und ich bin Prosektor am Anatomischen Institut, wir sind also Kollegen, Herr Professor Barfurth!*" (MD 8/00). Laut Barfurth hatte sich die Stellung Reinkes seit seinem Amtsantritt nicht geändert, außer, dass er ein höheres Gehalt bezog, indem er die Verantwortung für zwei Vorlesungen übertragen bekam. „*Die Fakultät wollte ihm nur den Titel des außerordentlichen Professors, aber keinerlei Lehrauftrag zukom-*

men lassen, da der Unterzeichnete [Barfurth] *nach allerhöchste Bestimmung den Lehrauftrag für die gesamte Anatomie hat. Dieser Rechtslage gemäss habe ich dem Professor Reinke mit dem Abhalten zweier Vorlesungen in meinem Auftrage und auf Widerruf betraut und zwar habe ich das lediglich aus Rücksicht auf seine Familie getan*" (MD 8/00).

Auch wurden Reinkes wissenschaftliche Errungenschaften nicht gewürdigt. So schrieb im Oktober 1907 Barfurth auf Begehr des Vizekanzellariats eine Beurteilung der wissenschaftlichen Leistungen Reinkes: „*Die Arbeiten des Professors Reinkes über die Zelle, über Kristalloide und einige andere haben in der Literatur Beachtung gefunden und die Medizinische Fakultät seinerzeit veranlasst, ihm zum außerordentlichen Professor vorzuschlagen. Sein kurzes Lehrbuch der Anatomie (1899) und die Grundzüge der allgemeinen Anatomie (1901) sind so gut wie verschollen, obgleich letztere Schrift von der Roux`schen Schule, auf deren Standpunkt sie sich stellt, anerkennend besprochen wurde. Alle diese Arbeiten zeugen von Fleiß und Interesse, erheben sich aber nirgends über den Durchschnitt und sind von den Leistungen zahlreicher jüngerer Anatomen überholt. Dass ich mit dieser Ansicht nicht alleine stehe, weiss ich nicht nur aus Gesprächen mit vielen Fachgenossen, sondern schliesse er auch aus der bekannten Tatsache, dass im letzten Dezennium die Extraordinate der Anatomie in Halle, Breslau, Göttingen, Würzburg, Strassburg, Heidelberg, Tübingen, Jena, Kiel, Marburg, Erlangen, Giesen entweder wiederholt oder einmal neubesetzt wurden, ohne dass Prof. Reinke berufen wurde* [...]" (MD 8/00).

Von 1904 bis 1908 arbeitet Reinke ausschließlich wissenschaftlich, ohne Sold zu beziehen. In diese Zeit fielen folgende Publikationen: „*Beziehungen des Lymphdruckes zu den Erscheinungen der Regeneration und des Wachstums*", „*Ueber die Beziehungen der Wanderzellen zu den Zellbruecken, Zellluecken und Trophospongien*" (alle 1906), „*Die quantitative und qualitative Wirkung der Aetherlymphe auf das Wachstum des Gehirns der Salamanderlarve*", „*Ueber Antreibungen und Hemmung mitotischer Zellteilung beim normalen und pathologischen*

Wachstum des Gewebes", „*Ueber Methoden der Einwirkung auf die mitotische Kern- und Zellteilung*"(alle 1907), „*Durch Aether erzeugte, atypische Entwicklung des Gehirns der Salamanderlarve*" (1908). Reinke wurde bis 1914 in der Professorenliste der Universität Rostock geführt. Von 1908 bis 1914 ließ er sich von seiner Lehrtätigkeit in Rostock beurlauben. Die Fortdauer im Rostocker Lehrkörper geführt zu werden, sollte möglicherweise zum einen der Aufrechterhaltung seiner sowie seiner etwaigen Witwe Exemtion von der städtischen Jurisdiktion für den Fall einer Rückkehr nach Rostock, zum anderen der Befreiung des Sohnes von den Studiengebühren dienen. 1914 wurde seine Beurlaubung nicht mehr geduldet. Reinke war kein Mitglied der Professorenwitwenkasse.

3.7 Wie fügen sich Friedrich Reinkes Forschungen in die Forschungsarbeit des Anatomischen Instituts Rostock

Ungeachtet der Differenzen zwischen den beiden Professoren, haben sie doch zu Beginn ihrer Laufbahn unabhängig voneinander mit der Zellforschung beschäftigt. Beide haben sich auf dem Gebiet der Zellbrücken und Zelllücken profiliert. BARFURTH veröffentlichte die Studien „*Zellbrücken bei Pflanzen und Tieren*" (1891), „*Über Zellbrücken glatter Muskelfasern*" (1891) und „*Über Zellbrücken und Zelllücken im Uterusepithel*" (1897). Reinke habilitierte über „*Zellstudien*" (1894) und schrieb im gleichen Jahr „*Zellstudien II*". Für Reinke stand der Mensch im Mittelpunkt der anatomischen Forschung und er wollte ein verbindendes Glied zwischen anatomischer Lehre und den klinischen Operationen bilden. Barfurth nahm in seinen Schriften Bezug auf Forschungsergebnisse Reinkes. „[...] *Reinke, einer der neusten Autoren über die Genese elastischer Fasern (1894), scheint ebenfalls für eine primäre Ablagerung des Elastin in Form von Körnchen zu sein, obgleich er dies nicht direkt ausspricht, sondern nur auf das Vorkommen reichlicher, wie die jungen elastischen Fasern tingierbarer Körnchen in den betreffenden Zellen hinweist. Körnchen die auch ich, in denselben gesehen habe* [...]" (HERTWIG, 1906).

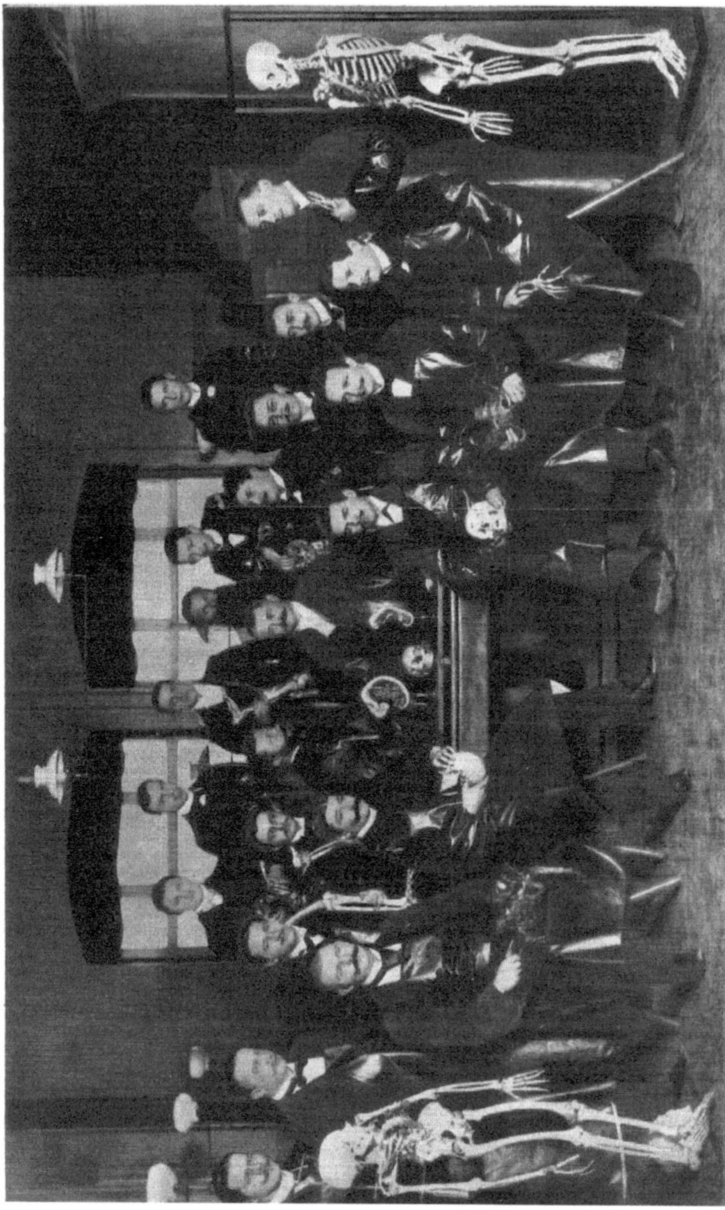

Abbildung 43 Professor Barfurth mit seinen Studenten um die Jahrhundertwende (links neben Prof. Barfurth Prosektor Reinke, rechts darüber Diener Göllnitz)

3.8 Reinkes Publikationen während seiner Rostocker Zeit

Die Zeit in Rostock war für Professor Friedrich Reinke in Bezug auf seine wissenschaftlichen Veröffentlichungen sehr erfolgreich. Sein Interesse beschränkte sich nicht nur auf den Larynx und die menschlichen Testikel, sondern ebenso auf die Makro- und Mikroskopie des gesamten menschlichen Körpers. Er publizierte 20 Artikel in anatomischen Fachzeitschriften unterschiedlicher Thematiken und veröffentlichte zwei Bücher.

3.9 Friedrich Reinkes bekanntesten Publikationen

Tab. 3 Publikationen von Friedrich Berthold Reinke in Rostock

Erscheinungsjahr	Titel	Bemerkung
1893	Über einige Versuche mit Lysol an frischen Gewebe zur Darstellung histologischer Feinheiten	
	Über einige weitere Resultate der Lysolwirkung an frischen Geweben zur Darstellung histologischer Feinheiten	
1894	Zellstudien I Teil	**Habilitationsschrift**
1895	Zellstudien II. Teil	
	Die japanische Methode zum Aufkleben von Paraffinschnitte	
	Untersuchung über das menschliche Stimmband	
	Untersuchungen über Befruchtung und Furchung des Eies der Echinodermen	
1896	Beiträge zur Histologie des Menschen I. Teil: Ueber Krystalloidbildungen in den interstitiellen Zellen des menschlichen Hodens	**Reinke-Kristalle**
1897	Beiträge zur Histologie des Menschen II. Teil	
	Ueber die funktionelle Struktur der menschlichen Stimmlippe mit besonderer Beruecksichtigung des elastischen Gewebes	**Reinke-Ödem**
1898	Ueber direkte Kernteilung und Kernschwund der menschlichen Leberzelle	
1899	Kurzer Lehrbuch der Anatomie des Menschen fuer Studirende und Aertze mit genauster Beruecksichtung der Baseler anatomischen Nomenclatur	**Buch**
1900	Ueber den mitotischen Druck. Untersuchungen an den Zellen der Blutkapillaren der Salamanderlarven	

	Zum Beweis der trajektoriellen Natur der Plasmastrahlungen. Ein Beitrag zur Mechanik der Mitose	
1901	Grundzuege der allgemeinen Anatomie: Zur Vorbereitung auf das Studium der Medizin nach biologischen Gesichtspunkten	**Buch**
1902	Die Regeneration der Linse und ihr Verhältnis zum Zweckbegriff	
1906	Beziehungen des Lymphdruckes zu den Erscheinungen der Regeneration und des Wachstums	
	Ueber die Beziehungen der Wanderzellen zu den Zellbruecken, Zellluecken und Trophospongien	
1907	Die quantitative und qualitative Wirkung der Aetherlymphe auf das Wachstum des Gehirns der Salamanderlarve	
	Ueber Antreibungen und Hemmung mitotischer Zellteilung beim normalen und pathologischen Wachstum des Gewebes	
	Ueber Methoden der Einwirkung auf die mitotische Kern- und Zellteilung	
1908	Durch Aether erzeugte, atypische Entwicklung des Gehirns der Salamanderlarve. Teil II	

3.9.1 Die Entdeckung des Reinke-Raums

Die bekanntesten Publikationen Reinkes sind die „*Untersuchung über das menschliche Stimmband*“ aus dem Jahre 1895 und „*Über die funktionelle Struktur der menschlichen Stimmlippen mit besonderer Berücksichtigung des elastischen Gewebes*“ anno 1897. Diese beiden Veröffentlichungen haben ihn auf dem Gebiet der Otorhinolaryngologie zu einer bekannten Größe werden lassen.

Reinke wollte in diesen Studien die funktionelle Struktur des elastischen Gewebes in der menschlichen Stimmlippe nachweisen. Den Anstoß zu dieser Arbeit gab der anatomische Nachweis der Möglichkeit eines abgesackten Ödems des Labium vocale, eines Glottisödems, welches aus anatomischen Gründen bestritten wurde, artifiziell zu erzeugen. Er führte die heute immer noch gültigen anatomischen Studien zum feingeweblichen Aufbau der Stimmlippen durch, indem er mit Injektionsversuchen ein künstliches Stimmbandödem generierte, und beschrieb den später nach ihm benannten „Reinke-Raum“. Hierbei handelt es sich um eine lockere subepitheliale Verschiebeschicht, welche die oberste Schicht der Lamina propria bildet. Sie wird kranial von der Linea arcuata superior und kaudal von der Linea arcuata inferior, d. h. durch die Übergangszonen von Zylinder- zu Plattenepithel begrenzt.

Die Studie beruhte auf den Untersuchungen ausschließlich humaner Kehlköpfe, die in Alkohol gehärtet, in Paraffin eingebettet und mit Eiweißglycerinwasser aufgeklebt wurden.

Die Anregung zur „*Untersuchung über das menschliche Stimmband*“ kam von Professor von Brunn, da Reinke sich über einen längeren Zeitraum mit der Morphologie des menschlichen Kehlkopfes beschäftigt hatte. Durch einige Beobachtungen, die er ausschließlich an menschlichen Stimmbändern vorgenommen hatte, hielt er es für angebracht, seine Neuerungen schriftlich niederzulegen. Er war der Meinung, dass sie von Interesse sein könnten, da sie in einer gewissen Kontroverse zu den Veröffentlichungen von HAJEK (1891, 1925) und FRÄNKEL (1893) standen und diese beiden wissenschaftlichen Arbeiten ergänzen würden. Zur Bestätigung seines Forschungsergebnisses schickte er eine Abschrift seiner Studie an Professor Merkel nach Göttingen.

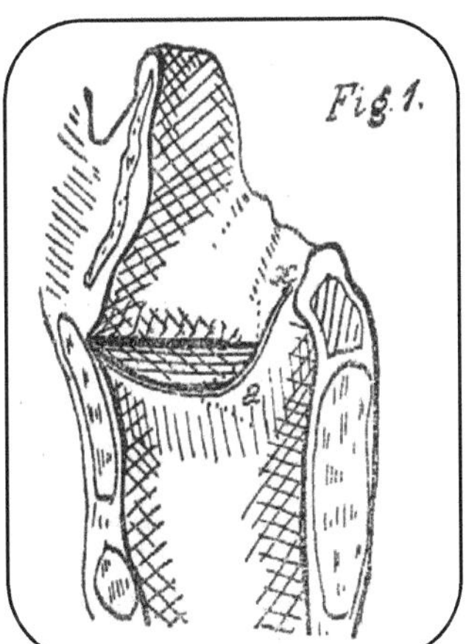

Abbildung 44 Abbildung eines menschlichen Kehlkopfes. Medianschnitt (Fortschritte der Medicin, Bd. 13, 1895, S. 470)

Professor Bernhard FRÄNKEL (1836-1911) ist durch seine histologischen Untersuchungen von Serienschnittpräparaten für sich zu dem Schluss gelangt, „[...] *dass er Stimmband das nennt, was die seitliche Kehlkopfwand überragt* [...]“. Reinke bemerkt bei seinen Untersuchungen, dass die seitliche Kehlkopfwand auch unterhalb des Stimmbandes, wo sie in die Trachealwand übergeht, und oberhalb des Stimmbandes, wo sie die äußere Wand des Morgagni'schen Ventrikels stellt, zu finden ist. Die Ebene, die durch diese beiden Flächen median hervorsteht, ist das Stimmband. „*Dieser Definition werden sich wohl*

Anatomen wie Praktiker gern anschliessen, sie erscheint einfach, klar und natürlich" (REINKE, 1895).

Reinke betonte, dass nach seinen Beobachtungen das menschliche Stimmband unterschiedliche morphologische Abschnitte zeigt. Das eine Teilbereich, das Reinke als die Basis des Stimmbandkörpers bezeichnete, ist lateral gelegen, konstant in Form und fast starr. Das zweite Teilbereich, medial gelegen, bildet einen „zungenförmigen" Fortsatz, der beweglich ist und die Form ständig verändert, was nicht nur an der physiologischen Tätigkeit des Organs liegt, sondern auch an der embryonalen Entwicklung. Beide Abschnitte werden an der oberen wie an der unteren Seite durch zwei unverkennbare Abgrenzungen geteilt. Während die untere Grenzlinie schärfer ausgeprägt ist und in einem konkaven Bogen nach oben von der Spitze des Aryknorpels bis zum Thyreoidknorpel verläuft, verläuft sie auf der medialen Seite des Aryknorpels entgegengesetzt und steiler. Die mediale Grenzlinie kreuzt den Processus vocalis und geht in horizontaler Richtung in einer konkaven Krümmung nach vorn. Reinke brachte diese bestehende Hautfalte in Korrelation mit der von Friedrich MERKEL (1893) beschriebenen Schleimhautfalte. Merkel beschrieb sie folgendermaßen: „*Die seitlichen Wände (des oberen Kehlkopfraums) sind im Ganzen glatt, doch sieht man auf ihren hinteren Theilen von den beiden Knötchen, welche dem Cart. cuneiformis und corniculata ihr Dasein verdanken, Falten ausgehen, welche nach den Stimmbändern herablaufen. Die vordere Falte über der Cart. corniculata und arytaenoidea gelegen, folgt dem vorderen Rande, der letzteren bis zum Proc. vocalis. Sie biegt um das Ende des Ventriculus laryngis um und verliert sich im wahren Stimmband.*"

Ebenso war diese Falte auch schon von Fränkel, Henle und Hajek erwähnt, die sie im hinteren Teil des Kehlkopfes beobachtet hatten. Aber man hatte ihr bisher keinerlei Bedeutung geschenkt.

Am deutlichsten konnte Friedrich Reinke die Falte bei Kindern zwischen 4 und 10 Jahren erkennen und stellte eine Verbindung zur Merkel'sche Falte her, welche er zu diesem Zeitpunkt seiner Untersuchungen noch nicht bestätigen konnte.

Um Übersichtsbilder zu erhalten, eröffnete Reinke den Kehlkopf median. Bereits am frischen Präparat konnte man die beiden Linien, welche die Schleimhautfalte begrenzen, deutlich erkennen. Noch deutlicher wurde die Falte durch die Härtung in Alkohol oder in Müller´sche Flüssigkeit.

Die Ergebnisse der „*Untersuchung über das menschliche Stimmband*" (1895) wurden in der Festschrift zum 25jährigen Professoren-Jubiläum von Friedrich Merkel erstmalig veröffentlicht.

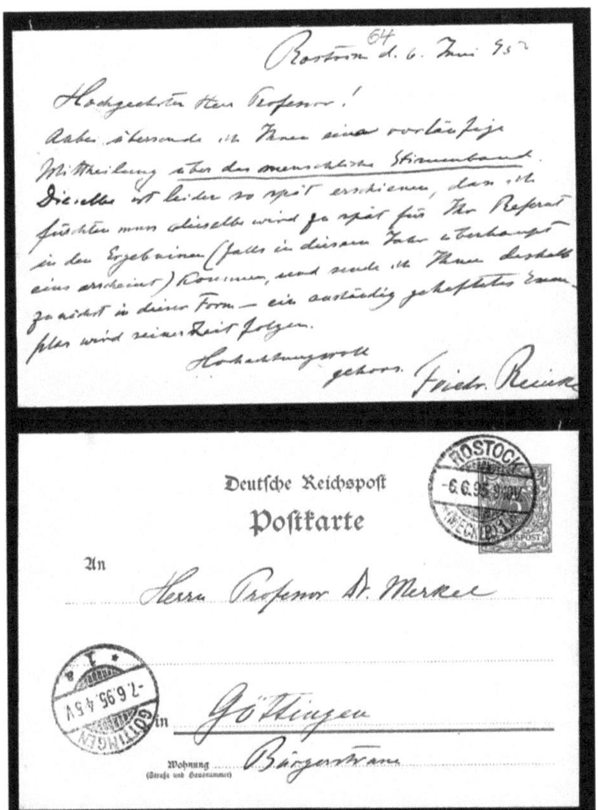

64

Rostock d. 6. Juni 95

Hochgeehrter Herr Professor!
Anbei übersende ich Ihnen eine vorläufige Mittheilung über das menschliche Stimmband. Dieselbe ist leider so spät erschienen, dass ich fürchten muss dieselbe wird zu spät für Ihr Referat in den Ergebnissen (falls in diesem Jahr überhaupt eins erscheint) kommen, und sende ich Ihnen deshalb zunächst in dieser Form – ein ausführlich geheftetes Exemplar wird seiner Zeit folgen.
Hochachtungsvoll gehorsamst Friedr. Reinke

Deutsche Reichspost
Postkarte

An Herrn Professor Dr. Merkel

in Göttingen

Wohnung (Straße und Hausnummer) Bürgerstraße

Abbildung 45 Postkarte an Prof. Merkel (1895), Studie über das menschliche Stimmband (Niedersächsischen Staats- und Universitätsbibliothek Göttingen, Abteilung für Handschriften und seltene Drucke)

Die deutliche Darstellung dieser Linien führte Reinke auf die Schrumpfung des Musculus thyreoarytaenoideus vocalis zurück. Diese Linien waren nach seinen Untersuchungen keineswegs akzidentell, sondern die Kenntnis ihrer Lokatiosation wichtig für die Morphologie des Stimmbandes. Da Professor von Brunn Reinke zum Anfertigen dieser Studie ermutigt hatte, übernahm er den Vorschlag von v. Brunn und nannte gefundene Linie „*Linea arcuata*“, die in eine Linea arcuata superior und Linea arcuata inferior unterteilt wird. Diese Bezeichnung hat auch heute noch Gültigkeit.

Zur exakten Demonstration dieser Linie genügte es nicht, nur mediane und frontale Kehlkopfschnitte herzustellen, da es bei der Anfertigung von gehärteten Präparaten leicht zu einer zufälligen Faltenbildung kommen konnte. Reinke erzeugte ein künstliches Ödem am medialen Teil des Stimmbandes – zwischen Epithel und elastischem Band. Er generierte dieses artifizielle Ödem mit Luft oder Leim mit Berliner Blau (Eisenfärbung). Er bevorzugte die Technik des Einblasens von Luft mittels eines kleinen Gummigebläses, das mit einer Spritzennadel verstärkt war. Er führte die Nadel in den Bereich zwischen der Linea arcuata superior und Linea arcuata inferior oberflächlich unter das transparente Epithel ein. Der durch das Gebläse konstant schwache Luftstrom genügte, um den Raum zwischen Epithel und elastischem Band in ganzer Ausdehnung aufzublasen, ähnlich wie bei einer Sehnenscheide. Nach diesem Versuch traf Reinke die Aussage, dass ein vorgebildet Lymphraum vorhanden ist, der ähnlich einer Sehnenscheide des elastischen Bandes fungiert. Er verwarf diese Aussage aber nach weiteren Versuchen wieder und blieb bei der Formulierung „*Lymphraum*“. Da auch Marcus Hajek die topographische Ausbreitung der La-

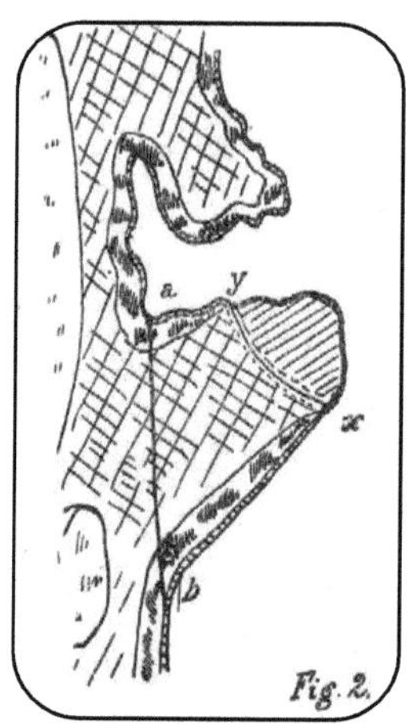

Abbildung 46 Frontaler Durchschnitt eines menschlichen Stimmbandkörpers mit künstlichem Ödem. a-b Grenze des Stimmbandes. y Durchschnitt der Linea arcuata superior. x der Linea arcuata inferior (Fortschritte der Medizin, Bd. 13, 1895, S.472)

rynxödeme ebenso genau verfolgte wie Reinke, pflichte dieser Hajek bei, dass „[...]*im Bezug auf seine positiven Befunde vollständig bei, wenn er ein Ödem des Stimmbandes constatiert, das nur zwischen den Muskelfasern des Thyreoarytaenoideus externus und internus sitzt und mit dem elastischen Stimmband abschliesst und darin, dass das Stimmband eine Barriere bildet, welche die Fortpflanzung der Infiltration von der subglottischen Gegend in die oberen Partien des Larynx hindert und umgekehrt* [...]" (REINKE, 1895).

Der Reinke-Raum, welcher lockeres Bindegewebe unter dem Plattenepithel darstellt, ermöglicht eine gewisse Verschieblichkeit der Mukosa gegenüber dem Ligamentum vocale, was bei der Phonation von Bedeutung ist. Flüssigkeitsansammlungen in den Bindegewebsspalten dieses Raumes rufen an der Stimmfalte eine Schwellung hervor, die in die Stimmritze hineinragt und die Stimmgebung beeinträchtigt. Das Reinke-Ödem gehört zu den häufigsten gutartigen Erkrankungen der Stimmlippe und wurde 1891 erstmals durch den Wiener Pathologen und Laryngologen Markus Hajek beschrieben, der zu seiner Zeit als internationale Autorität auf dem Gebiet der Laryngologie galt. Professor Markus Hajek, der im Jahre 1893 die Nachfolge von Professor Johann Schnitzler am HNO-Universitätsklinikum Wien antrat, wurde am 25. November 1861 in Werschetz (Ungarn, heute Serbien) geboren und promovierte 1885. Er kam als Assistent zu Schnitzler und wird als Vater der endonasalen Chirurgie bezeichnet. Er heiratet die Tochter seines Vorgesetzten, Gisela Schnitzler, die die Schwester von Arthur Schnitzler (1862-1931), dem Vertreter der „Wiener Moderne" und der ebenfalls HNO-Arzt war. Der berühmte Psychoanalytiker Sigmund Freud wurde von Hajek medizinisch betreut. Freud litt an einem malignen Tumor am rechten Oberkiefer. Auch Franz Kafka begab sich An-

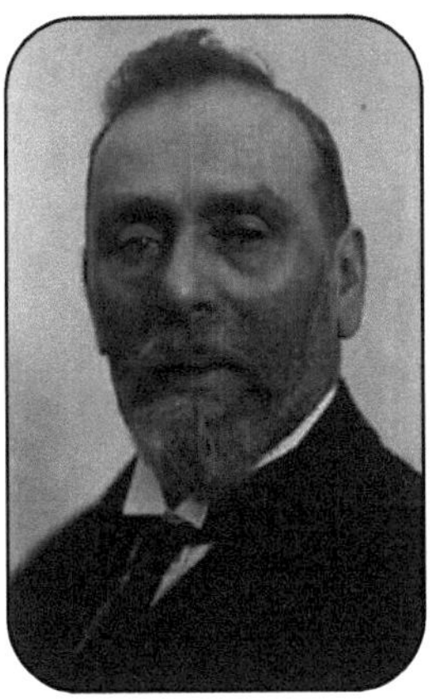

Abbildung 47 Professor Dr. Markus Hajek (1861-1838) (Physicians from Austria)

fang April 1924 in die Obhut von Hajek. Bei ihm hatte sich eine Lungentuberkulose auf den Kehlkopf ausgebreitet. Kafka wurde stationär behandelt, wo ihm direkt in den N. laryngeus recurrens Alkohol injiziert wurde. Hayek legte größten Wert, dem Schriftsteller, der zu dieser Zeit immer bekannter wurde, keine Sonderbehandlung zukommen zu lassen, sondern ihn bloß *„als Patient von Zimmer Nr. 12"* zu behandelt – das ließ er Kafka auch unverhohlen spüren. Dies und die labile Persönlichkeit Kafkas, er neigte zu Depressionen, verzögerten die Rekonvaleszenz. Zwischen den drei Berühmtheiten entstand eine Verbindung im Leben und Tod. Auf Grund seiner jüdischen Herkunft emigrierte Hayek 1938 nach Großbritannien, wo er im Alter von 79 Jahren im Exil verstarb (TRAGL, 2007; DIAMANT, 1998; SEITZ, 1997; HAYEK, 1921).

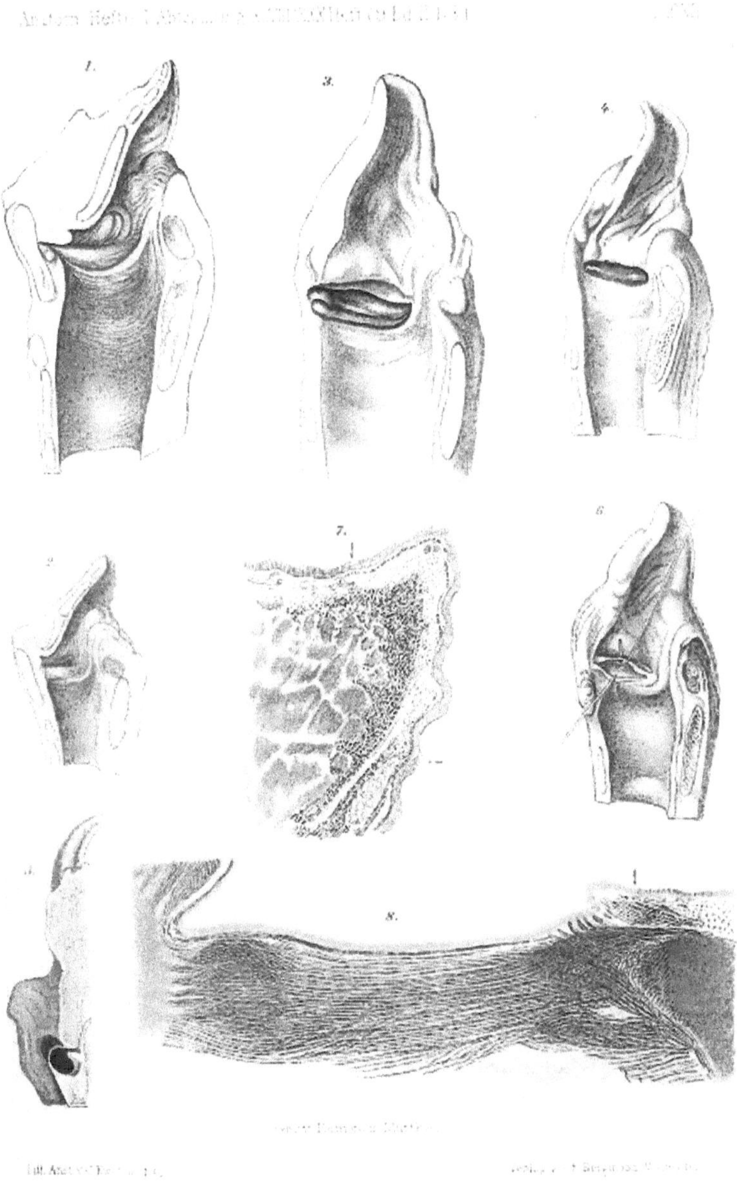

Abbildung 48 Originalabbildung der Reinke'schen Kehlkopfzeichnungen (Anatomische Hefte 1, Abteilung XXVIII/XXX Heft Band IX, 1897, S. 109)

Tab. 4 Abschrift der Original-Erklärung der Befunde

Fig. 1:	*Kehlkopf eines 25jährigen Hingerichteten, durch Müller'sche Flüssigkeit fixiert und median durchschnitten. Rechte Hälfte. Verlauf der Linea arcuata inferior, die Begrenzungslinie der Rima glottidis*
Fig. 2:	*Kehlkopf eines 10jährigen Knaben. Wie Fig.1*
Fig. 3:	*Rechte Hälfte eines männlichen menschlichen Kehlkopfes. Künstliches Ödem der Stimmlippe durch Leiminjektion*
Fig. 4:	*Dasselbe, weiblich*
Fig. 5:	*Künstliches Ödem der Stimmlippe eines Mannes durch Leiminjektion. Frontalschnitt*
Fig. 6:	*Künstliches pneumatisches Ödem der Stimmlippe. Durch einen sagittalen Scherenschnitt ist die Schleimhaut geöffnet und auseinandergezogen um die festen Grenzen des Ödems und das Lig. vocale zu zeigen*
Fig. 7:	*Frontalschnitt der mittleren Partie der Stimmlippe eines 9 monatlichen Kindes. Links der M. vocalis, darüber eine tiefere dichte und eine oberflächlichere lockere Partie des Lig. vocale. Die elastischen Fasern mit Orcein gefärbt, sind alle quer getroffen. Dicht unterm Epithel eine Schicht quergetroffener elastischen Fasern der Propria der Schleimhaut angehörend. An der dem Lumen zugekehrten medialen Seite finden sich einige Leisten der Propria. Die Pfeile bezeichnen die Grenzen des geschichteten Plattenepithels.*
Fig. 8:	*Horizontalschnitt der Stimmlippe eines 9 monatlichen Knaben. Die elastischen Fasern schwarz. Rechts die Spitze des Processus vocalis, links das elastische vordere Knötchen. Dazwischen die elastischen Fasern des Lig. vocale, woran eine laterale dichte und eine mediale lockere Schicht zu unterscheiden sind. Rechts in der Propria einige Papillen mit elastischen Fasern. Davor rechts eine kurze Strecke schräg verlaufender subepithelialer elastischer Fasern. Während der größte übrige subepitheliale Teil der elastischen Propriafasern parallel den Fasern des Lig. vocale gerichtet ist. Der Pfeil zeigt die Grenze des geschichteten Plattenepithels an, welches vorn ununterbrochen von einer Stimmlippe auf die andere übergeht.*

In der Weiterführung der Studie „*Untersuchung über das menschliche Stimmband*" verfasste Reinke 1897 den Artikel „*Über die funktionelle Struktur der menschlichen Stimmlippe mit besonderer Berücksichtigung des elastischen Gewebes*". In dieser Arbeit wollte er die funktionelle Struktur des elastischen Gewebes in der menschlichen Stimmlippe nachweisen und damit die Reihe der Organe mit typisch funktioneller Struktur des Bindegewebes erweitern. Reinke wünschte die anatomisch exakte Trennung zweier auch nosologisch von einander verschiedenen Teile am Stimmband, der lateralen Basis und der medialen Kante („*zungenförmiger Fortsatz*"). Beide Teile sind an der oberen und unteren Fläche des Stimmbandes durch die Linea arcuata superior und inferior getrennt. Dies ist die Stelle, an der der Muskel durch das mit ihm verbundene elastische Band fest an die Basalmembran des Epithels angeheftet erscheint. Ein künstliches Ödem kann nicht über diese natürliche Trennungslinie hinaus, die sich (bei der Phonation) berührenden Lineae arcuatae inferiores sind zugleich die untere Grenze der geschlossenen Glottis. Beim Neonatus ist das Stimmband an der Kante eingestülpt. Erst später verstreicht diese Rinne.

3.9.2 Die Beschreibung der Reinke-Kristalle

Im Jahre 1895 fand Friedrich Reinke nach zahlreichen Untersuchungen von humanen Hoden die nach ihm benannten Reinke-Kristalle in den Leydig-Zwischenzellen. Die von Franz von LEYDIG 1850 erstmals beschriebenen Zellen produzieren und sezernieren das wichtigste männliche Geschlechtshormon, das Testosteron. Reinke berichtete, dass er die Kristalle in allen Hoden mit Spermatogenese gefunden hatte. Er untersuchte zu diesem Zweck noch zehn weitere Hodenpaare von Körperspendern im Alter zwischen 15 und 65 Jahren. Nicht nachweisbar waren die Kristalloide bei einem 15-jährigen Jungen mit einem Kryptorchismus und bei einem 65-jährigen mit altersbedingter Hodenatrophie. Reinke-Kristalle lassen sich häufig in den adulten Leydig-Zellen nachweisen. Dabei handelt es sich um globuläre Proteinuntereinheiten, deren funktionelle Bedeutung allerdings nicht genau bekannt ist. Da sie im Alter an Zahl abnehmen, deutet diese unter Umständen auf degenerative Vorgänge hin. Zudem gelten sie als pathognomisch bei Leydig-Zell-Tumoren des Hodens bzw. des Ovars (OBER et al., 1981; DRÄGER et al., 2011b, 2012).

Friedrich Reinke beschrieb die nach ihm benannten Kristalle in *„Beiträge zur Histologie des Menschen. Über Kristalloidbildungen in den interstitiellen Zellen des menschlichen Hodens“*. Obwohl bereits einige bedeutende Anatomen des 19. Jahrhunderts (Albert v. KÖLLIKER (1807-1905), Franz v. LEYDIG (1821-1908), Victor EBNER (1842-1925), Heinrich Wilhelm WALDEYER (1836-1921), Friedrich Gustav Jacob HENLE (1809-1885)) die interstitiellen Zellen des Hodens von Menschen und Säugetieren genau untersucht haben, war Reinke von der Tatsache überzeugt, dass eine erneute histologische Aufarbeitung der Zellen eine neue Erkenntnis bringen könnte. *„Ich bin weit davon entfernt von dem Glauben, im Folgenden das Räthsel dieser Zellen aufklären zu können, aber ich möchte annehmen, dass der Befund, den ich an ihnen machte, vielleicht in Zukunft im Stande sein wird, auf die richtige Spur zu führen"* (REINKE, 1896).

Reinkes Analysen der vorliegenden Kristalle hatten bis zu diesem Zeitpunkt ein Defizit, sie wurden bisher nur an gehärteten Schnitten durchgeführt. Durch die alten Präparate waren die Ergebnisse positiv bzw. negativ beeinflusst, so beschrieb er detailliert die Anfertigung der Präparate, welche er von einem 25-jährigen Hingerichteten kurz nach seinem Tode gewinnen konnte. Reinke legte die Präparate in unterschiedliche Lösungen ein: absoluten Alkohol, Hermann'sches Gemisch, Sublimat, Zenker'sche Lösung, und hat sie weiterhin methodisch behandelt. Von diesem konservierten Material fertigte er Zupfpräparate an. Frische Zupfpräparate wurden aus Zeitgründen nicht angefertigt. Reinke bettete die Stücke in Paraffin ein und klebte die Schnitte mit Eiweißglycerinwasser auf. Als Färbungen dienten ihm Delafield's Hämatoxylin, Alaunkarmin, M. Heidenhain's Hämatoxylin, Weigert's Fibrinfärbung, Jodhämatoxylin nach Lubarsch, Bergonzinische Lösung, Saffranin-Gentiana-Orange, Bleu de Lyon-Saffranin. Nach Einfärbung zeigten sich in den interstitiellen Zellen großen Mengen an intensiv anfärbbaren Körpern. Als auffällig empfand er die exzessive Samenfädenbildung in den Hodenkanälchen.

Reinke beobachtete, dass die interstitiellen Zellen ähnlich waren, wie Henle sie beschrieben hatte. Sie waren in großer Anzahl vorhanden und zeigten an einzelnen Stellen eine deutliche Mitose. Einige waren stärker eingefärbt als andere, an manchen Stellen erschienen sie wie zerfallen. Auffallend war, dass sie von reichlich Lymphe umspült wurden, die das zwischen den Samenkanälchen liegende Gewebe ausfüllte. Er stimmte darin mit Henle überein, *„dass die zeitlichen Schwankungen des Volumens der Hoden bei einem Individuum in der wechselnden Füllung des interstitiellen Gewebes liegt, das, wie auch die entzündlichen Anschwellungen der Drüsen lehren, durch seine Lockerheit sehr geeig-*

net ist, anschauliche Unterschiede der Infiltration zu zeigen“ [und] *„dass es nur auf einem Vorurtheil beruht, dass, wie eine sehr verbreitete und scheinbar plausible Ansicht meint, diese Schwankungen von wechselnder Füllung der Drüsenkanälchen herrühren und das Volumen des Testikels sich in Folge eines Samenergusses vermindere*“ (REINKE, 1896).

Die Anfärbung mit Weigert ‘scher Fibrinfärbung sowie mit Safranin stellten sich als besonders geeignet dar, aber auch mit Hämatoxylinfärbung zeigten sich in den interstitiellen Zellen eine große Anzahl von intensiv gefärbten Formen, die eine gewisse Affinität mit den Reinke-Kristalle aufwies. Diese fand er nicht nur in den Zellen, sondern auch außerhalb der Zellkörper in der Interzellularsubstanz und der geronnenen Lymphe. Nach weiteren Untersuchungen mit Alkoholmaterial erhob Reinke die These, dass es sich um eiweißhaltige Kristalloide handeln könnte.

Reinke berichtete, dass man vier Kristalloidbildungen im Hoden und seinem Sekret je nach Zeit der Konservierung unterscheiden konnte: die Charot-Leydig´schen Kristalle, die Böttcher‘schen Kristalle, die Reinke-Kristalle und die Lubarsch‘schen Kristalle.

Die Charcot-Leydig’schen Kristalle sind nicht testesspezifisch, sondern kommen auch in anderen Organen wie Schilddrüse, Lunge, Thymus und Milz vor. Zudem weisen sie eine differente Morphologie auf. Die Böttcher´sche Kristalle haben ebenfalls keine Ähnlichkeit mit den Reinke-Kristallen und treten in Erscheinung bei Koagulation des Ejakulats. Die Reinke-Kristalle lassen sich nicht im Ejakulat nachweisen und befinden sich ausschließlich in den interstitiellen Zellen. Die kleinen Lubarsch´schen Kristalle sind nur in frischen Hodenpräparaten, wie die Kristalloide von Reinke, zu finden.

Nachdem Reinke den fast regelmäßigen Befund kristalliner Gebilde im humanen Hoden nachgewiesen hat, nahm sich sein Freund, der Pathologe Otto Lubarsch am Pathologischen Institut Rostocks dieser Befunde an, um die Reinke’sche Entdeckung zu sichern. Ebenso wie Reinke unterteilt er die Kristalle in vier Gruppen auf: die Charot‘schen

Kristalle der Hodenepithelien, die Böttcher'schen Kristalle, die im Zusammenhang mit der Prostata zu sehen sind. Die dritte Spezies sind die Reinke-Kristalle. Da Reinke diese Kristalle bis dato nur in gehärteten Präparaten gefunden hatte, kam der Verdacht auf, dass diese Kristalle Kunstprodukte seien.

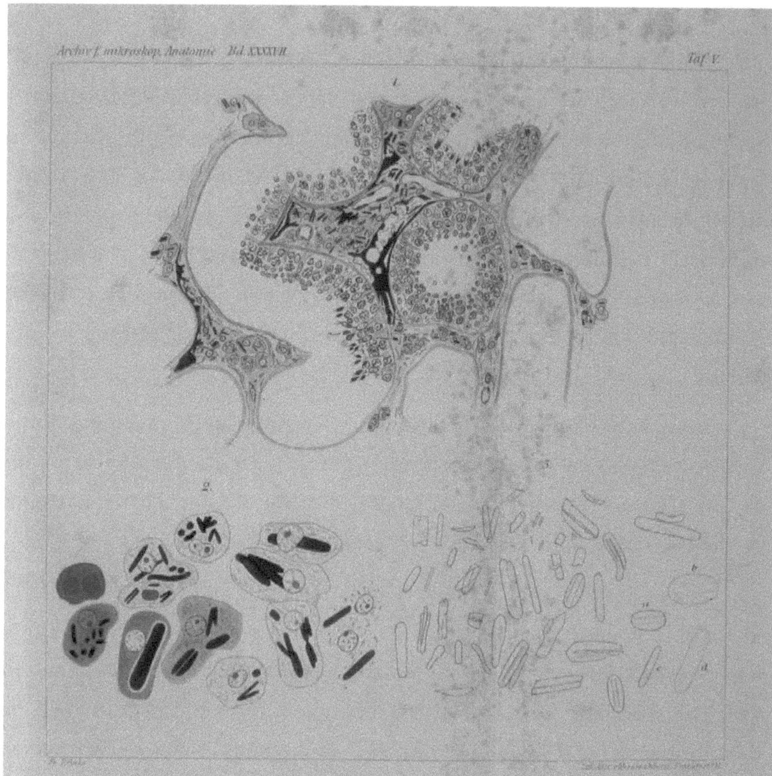

Abbildung 49 Originalabbildung der Reinke-Kristalle von 1896

1. *Übersichtsbild des menschlichen Hodens, ganz frisch von einem 25jährigen Hingerichteten. Alkohol absolutus, Weigert'sche Fibrinfärbung. Starke Spermatozoenbildung in den Hodenkanälchen (die nicht vollständig ausgezeichnet sind).*
2. *Einzelne interstitielle Zellen. Links dunkler eingefärbt, rechts zwei im Zerfall begriffen Zellen.*
3. *Durch Zupfen isolierte ungefärbte Krystalloide in Wasser*

Lubarsch konnte diesen Verdacht entkräften, in dem er in einer Versuchsreihe ebenfalls diese Kristalle nachweisen konnte. Hinsichtlich des Vorkommens bestätigte Lubarsch ebenfalls die Angaben Reinkes, dass die Kristalle nicht bei geschlechtsunreifen Individuen und nicht im hohen Alter gefunden werden. Es seien labile Gebilde, die sich sehr leicht auflösen, woraus sich die Unregelmäßigkeit ihres Auffindens erklären könne. Unter pathologischen Aspekten fände man sie nur in solchen Fällen, wo die interstitiellen Leydigzwischenzellen noch in Takt sind, d. h. sie fehlen bei allen organdurchsetzenden krankhaften Veränderungen dieser, ebenso bei Sarkomen. In großer Anzahl konnten sie bei Phthisis nachgewiesen werden und zwar in gesunden als auch in tuberkulösen Hoden, je zahlreicher, je mehr Anämie und Marasmus bei den Erkrankten vorhanden sind. Es ist möglich, dass die Kristalloidbildung genetisch gleichzusetzen ist mit der Bildung der Russell'schen Fuchsinkörperchen, Vesikel mit Immunglobulinen, welche der englische Internist William Russell (1852-1940) beschrieb. Beide verhalten sich optisch und mikrochemisch gleich (DRÄGER et al., 2011b, 2012). Russell-Körperchen, welche auch als hyaline Tropfen bezeichnet werden, finden sich im Zytoplasma mancher Plasmazellen (sog. Mott-Zellen). Diese Körperchen sind große eosinophile, homogen und amorph wirkende Einlagerungen und bestehen aus in den Zisternen des RER retiniertem Immunglobulin (γ-Globulin). Sie werden als Folge quantitativer oder qualitativer Synthese- und Sekretionsstörungen (Produktion von Paraproteinen) im RER in degenerativen Plasmazellen im Rahmen chronischer Entzündungen und Plasmozytomen beschrieben (REMMELE, 2009).

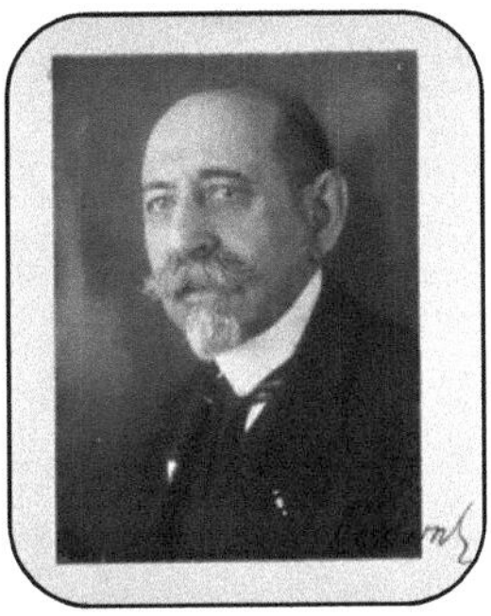

Abbildung 50 Professor Dr. Otto Lubarsch (Clendening Library Portrait Collection)

Bei der Klärung der Funktion wog Reinke zwischen verschiedenen Theorien ab. *„Bei einiger Naivität könnte man ja auf den Gedanken kommen, dass, bei dem immerhin auffallenden Parallelismus zwischen*

Krystalloidbildung und Spermatozoenproduktion, diese interstitiellen Zellen mit ihren Krystalloiden etwas mit der Spermabildung und vielleicht mit dem Geschlechtstrieb zu thun hätten. Man könnte um so eher daran denken, da ja bekanntlich beim Tuberkulösen der Geschlechtstrieb lange so gar verstärkt erscheint und wir gerade bei diesen Kranken die Krystalloide so reichlich finden. Allein mir will eine derartige Hypothese doch allzu kühn erscheinen. Ich für meinen Theil muss gestehen, dass mir der vorliegende Befund, so gesichert ich ihn auch halte, für vollkommen räthselhaft und physiologisch unerklärbar vorkommt. Vielleicht führen weitere Untersuchungen zum Ziel. [...] *Zum Schluss möchte ich noch Folgendes bemerken. Ein grosser Mangel meiner Untersuchungen besteht offenbar darin, dass ich die Säugethiere nicht in Betracht gezogen habe. Ich hoffe, dass in günstigerer, wärmerer Jahreszeit die Sache nachgeholt wird. Es ist kein Zweifel, dass derartige Krystalloidbildungen noch zahlreich nicht nur im Hoden, sondern auch in anderen Drüsen gefunden werden. Dafür sprechen schon Beobachtungen von Leydig; ausserdem will ich aber doch bemerken, dass ich vor sechs Jahren im Pancreas der weissen gemästeten Maus ganz ähnliche Bildungen gefunden habe, die ich nicht veröffentlichte, weil ich damals nichts daraus zu machen wusste*" (REINKE, 1896).

4. Die Zusammenarbeit von Reinke und Herxheimer

Nach seinem endgültigen Abschied aus Rostock im Jahre 1908 blieb die histologische Forschung und Tätigkeit das verbindende Glied, als sich der damals 46jährige Reinke mit eiserner Energie einer neuen Disziplin zuwandte. Er zog nach Wiesbaden in die Schwalbacher Straße 36. Hier widmete er sich besonders dem Kapitel der Tumoren. Er wurde unter Professor Gotthold Herxheimer Assistent am Pathologischen Institut des Städtischen Krankenhaues Wiesbaden (heute: Dr.-Horst-Schmitt-Klink) und widmet sich dort ausschließlich der pathologischen Anatomie. Gotthold Herxheimer wurde am 03. Oktober 1872 in Wiesbaden geboren. Herxheimer war im Jahre 1933 Vorsitzender der Deutschen Pathologischen Gesellschaft (DHOM, 2001). Der Jahreskongress sollte 1933 in Rostock stattfinden, wurde aber wegen seiner jüdischen Abstammung nach Wiesbaden verlegt. Herxheimer legte noch im gleichen Jahr sein Amt nieder und wanderte er 1934 nach Südafrika aus, wo er am 24. Februar 1936 an den Folgen eines Myokardinfarktes in Simons Town verstarb. Unter der Leitung von Professor Herxheimer wurde das kleine Institut des Wiesbadener Krankenhauses zum Mittelpunkt der pathologisch-anatomischen Arbeit in Deutschland. Seine Arbeitsgebiete waren die Aufdeckung der Beziehungen zwischen Pathologie, Morphologie und Physiologie, sowie die fibrinoide Degeneration des Bindegewebes und der Diabetes mellitus. Gottlob Herxheimer entstammt einem vermögenden Medizinerhaushalt, aus dem mehrere bekanntere Ärzte hervorgingen. Sein Vater Salomon war ein bekannter Dermatologe. Nach seinem Tod, am 12.08.1899, bei einem Bergunglück, gründete seine Frau Fanny die „Sanitätsrat Dr. Salomon Herxheimersche Stiftung“ zur unentgeltlichen Behandlung bedürftiger Hautkranker. Fanny Herxheimer (geb. Löwenstein) war die älteste Tochter des Amerikarückkehrer Markus

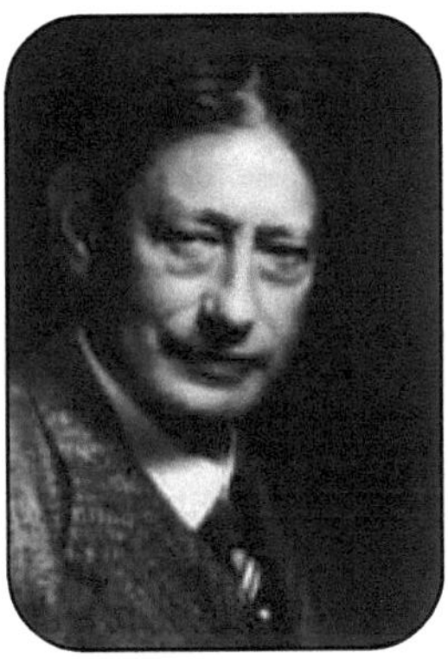

Abbildung 51 Professor Gotthold Herxheimer (Wegbereiter unserer naturwissenschaftlich-medizinischen Modernen)

Löwenstein, welcher sich nach seiner Heimkehr als Marks John Livingstone nannte. Noch heute existiert der Livingstonsche Pferdestall in der Ulmenstrasse 20 in Frankfurt/Main, ein denkmalgeschützes neobarokes Gebäude aus dem 19. Jahrhundert.

Sein Onkel Karl HERXHEIMER (26. Juni 1861 in Wiesbaden – 06. Dezember 1942 im KZ Theresienstadt) war ebenfalls ein führender Dermatologe seiner Zeit. Zusammen mit dem Adolf JARISCH sen. (1850-1902) beschrieb er die sog. Jarisch-Herxheimer-Reaktion. Hierbei handelt es sich um eine bis mehrere Tage andauernde Reaktion des Körpers auf die Freisetzung von bakteriellen Endotoxinen, die therapiebedingt durch den massiven Zerfall von Erregern entstehen. Weil jüdischen Ärzten oft der Zugang zu den großen Fachbereichen verwehrt blieb, fanden sie hier eine Nische – und reichlich unerforschtes Terrain: zum Beispiel in der Syphilisbekämpfung. Hier wurden die Symptome erstmalig bei der Therapie dieser gesichtet (NOTTER, 1994; STILLE, 2005).

Reinke veröffentlichte in dieser Zeit nicht mehr viel. Über seine fortgeführten Experimente, welche durch die Unterstützung des Zentralkomitees für Krebsforschung ermöglicht wurden, berichtete er in *„Experimentelle Forschungen an Säugetieren über Erzeugung künstlicher Blastome“* (1913).

Diese Untersuchung behandelte die Frage, ob man echte Blastome auf experimentellem Wege willkürlich hervorrufen kann. Reinke lehnte seine Versuchsreihe an die Studie von Max ASKANAZY (1865–1940) *„Die Resultate der experimentellen Forschung über teratoide Geschwülste“* an. Das Problem hatte ihn seit Jahren beschäftigt und es war ihm auch bereits früher gelungen, bei Salamandern, also Kaltblütern, mannigfaltige adenomähnliche Wucherungen im Gehirn und an der Augenlinse mit 4%igem C_2H_5-O-C_2H_5 (Etherwasser) zu erzeugen (REINKE, 1907). Zu weiterführenden Forschungen wurde er durch die Mahnungen von Geheimrat Professor Dr. Johannes ORTH (1847–1923, Anatom und Pathologe) bestärkt, der sich in seinen Publikationen für neue Experimente an Säugetieren aussprach: „[...] *Man darf den Mut nicht verlieren, sondern muss versuchen und immer wieder versuchen - denn nicht* *das Studium der Transplantationskrebse, sondern nur die wirkliche Erzeugung von Primärkrebsen kann uns bei der Erforschung der kausalen Genese der Krebse weiterbringen*". Für Reinkes konsequente literarische Verfolgung des Tumorproblems zeugen die beiden Referate in den Lubarsch-Ostertag'schen Ergebnissen (LUBARSCH und OSTERTAG, 1913), die er zusammen mit Herxheimer erarbeitete. Trotz mehrjähriger Forschungsarbeit unter Professor Herxheimer war es Friedrich Reinke nie gelungen ein wirkliches Blastom zu erzeugen. „*Alle Wucherungen sind in diesem Fällen nur als Regenerationsbestrebungen aufzufassen*". [...] *Ist aber, so möchte ich fragen, das überall auftretende Regenerat oder Hyperregenerat ohne Blastomqualität nicht vielleicht ein Fingerzeig in der Richtung, dass es sich bei den wirklichen Blastomen nicht nur um ein exzessives Wachstum, sondern um eine atypische Wachstumserscheinung im Sinne der Entwicklungsmechanik handelt? Sollten nicht doch etwa die Zellen, aus denen die Blastome hervorgehen im Laufe der Entwicklung, etwa zur Zeit der Keimblätterbildung, entwicklungsmechanisch entgleist sein, ohne dass die Folgen der Entgleisung dieser „Tumorzellen" sogleich in die Erscheinung träten, sondern est viel später, begünstigt durch äussere Faktoren, einsetzten.* [...] *Ob dem so ist, bedarf es vieler weiterer Experimente. Jedenfalls lässt sich diese Frage auf Grund meiner Versuchsreihen noch nicht endgültig entscheiden*" (REINKE, 1913). Daneben hielt er eine Vielzahl von Vorträgen und Demonstrationen im Verein der „Aerzte Wiesbadens".

Während des 1. Weltkrieges arbeitete der bereits an Magenkrebs erkrankte und deutlich gezeichnete Reinke ohne Unterbrechung und alleine am Institut, während Herxheimer seinen Frontdienst als Arzt ableistete. Im Nachruf Herxheimers über seinen Assistenten Reinke lobte er zwei Eigenschaften, die dieser laut Professor Barfurth nicht besaß: außerordentliche Gewissenhaftigkeit und Zuverlässigkeit. Auch sagt er Reinke eine „*gewisse* [...] *ironische Schärfe [*nach, welche zu*] mancherlei Unstimmigkeiten*" führten. Diese Ironie, gepaart mit Wahrheitssinn, war maßgebend für seine wissenschaftliche Forschung und gestaltete den täglichen Umgang mit ihm „*genußreich, zumal er das Zeugnis* *war eines durchaus vornehm denkenden Menschen. Diese Charaktereigenschaften bewirkten es, daß das an sich schwierige Verhältnis zu dem so viel älteren Assistenten stets das ungetrübteste blieb*" (HERXHEIMER, 1919). Am Sonntag, den 12. Mai 1919 erlag Professor Friedrich Berthold Reinke im Alter von 57 Jahren im Paulinenstift seinem Krebsleiden. Der Tod wurde dem Standesamt Wiesbaden (Nr. 825, S. 363) vom Paulinenstift angezeigt. Er hinterließ seine Ehefrau und den gemeinsamen Sohn mittellos. Professor Dr. med. Friedrich Berthold Reinke war von 1893 bis 1923 Mitglied der Anatomischen Gesellschaft, aber dort schien man keine Notiz von seinem Tod genommen zu haben.

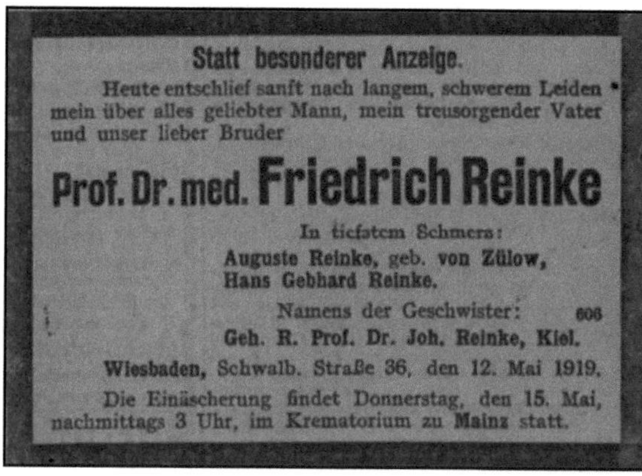

Statt besonderer Anzeige.

Heute entschlief sanft nach langem, schwerem Leiden mein über alles geliebter Mann, mein treusorgender Vater und unser lieber Bruder

Prof. Dr. med. Friedrich Reinke

In tiefstem Schmerz:
Auguste Reinke, geb. von Zülow,
Hans Gebhard Reinke.
Namens der Geschwister: 606
Geh. R. Prof. Dr. Joh. Reinke, Kiel.

Wiesbaden, Schwalb. Straße 36, den 12. Mai 1919.

Die Einäscherung findet Donnerstag, den 15. Mai, nachmittags 3 Uhr, im Krematorium zu **Mainz** statt.

Abbildung 52 Aus dem Wiesbadner Tagblatt vom Montag, dem 13. Mai 1919; Nr. 209

„So werden die ihm nahe standen den Menschen Reinke beklagen, aber auch der Name des Forschers Reinke verdient in Erinnerung zu bleiben."

(Herxheimer G., 1919)

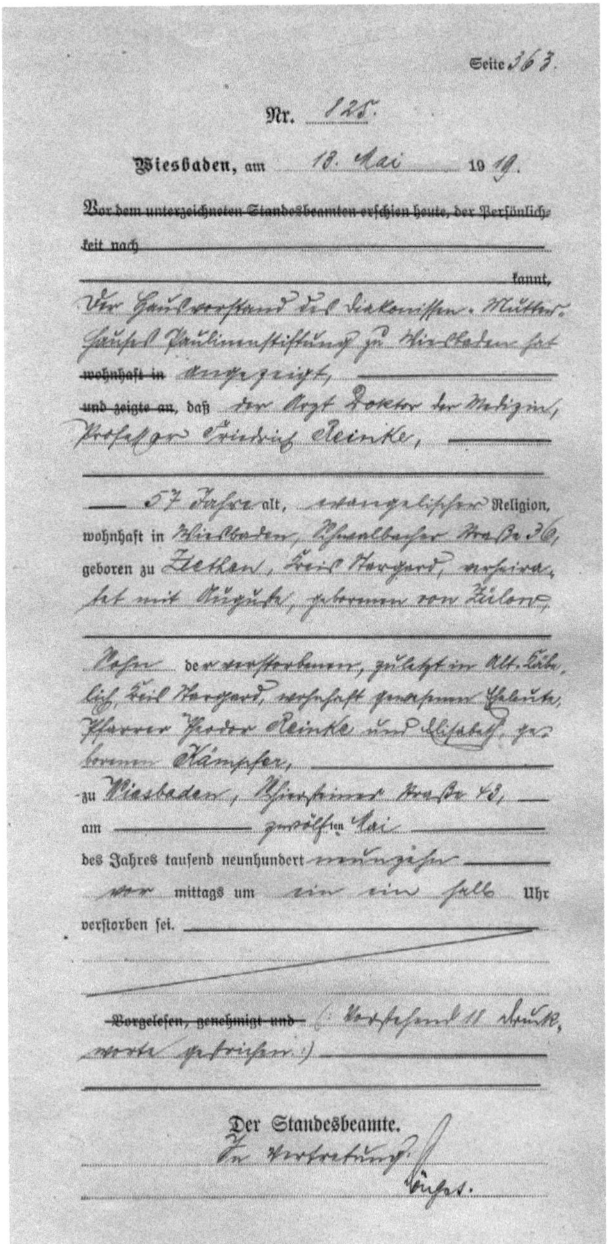

Seite 363.

Nr. 125.

Wiesbaden, am 18. Mai 1919.

~~Vor dem unterzeichneten Standesbeamten erschien heute, der Persönlichkeit nach ... kannt,~~

Der Hausvorstand des Diakonissen-Mutterhauses Paulinenstiftung zu Wiesbaden hat ~~wohnhaft in~~ angezeigt,

~~und zeigte an~~, daß der Arzt Doktor der Medizin, Professor Friedrich Reinke,

57 Jahre alt, evangelischer Religion,

wohnhaft in Wiesbaden, Schwalbacher Straße 36,

geboren zu Ziethen, Kreis Stargard, verheiratet mit Auguste, geborene von Zülow,

Sohn der verstorbenen, zuletzt in Alt-Käbelich, Kreis Stargard, wohnhaft gewesenen Eheleute, Pfarrer Theodor Reinke und Elisabeth geborene Kämpfer,

zu Wiesbaden, Schiersteiner Straße 43,

am zwölften Mai

des Jahres tausend neunhundert neunzehn

vormittags um ein ein halb Uhr

verstorben sei.

~~Vorgelesen, genehmigt und~~ (Vorstehend 11 Druckworte gestrichen.)

Der Standesbeamte.

In Vertretung

Fuchs.

Abbildung 53 Originalauszug aus dem Sterberegister des Standesamts Wiesbaden

5. Die Bedeutung seiner Forschungsergebnisse in der heutigen Medizin

5.1 Die Reinke-Kristalle – Leydig-Zelltumoren

Die Histogenese der Gerüststrukturen der Gonaden ist nicht endgültig geklärt. Zwischen den Keimsträngen, im Keimstrangstroma, bilden sich aus dem Mesenchym Leydig-Zwischenzellen. Eine andere Theorie postuliert die Genese der Leydig-Zwischenzellen, gemeinsam mit den Sertoli-Zellen, aus dem Mesenchym der primitiven Gonaden. Leydig-Zwischenzellen finden sich neben den Samenkanälchen in den Hoden. Sie produzieren Testosteron in Gegenwart von luteinisierendes Hormon (LH), welches für die Stimulation der Spermatogenese verantwortlich ist. Daneben bilden sie auch Peptidhormone, die die Durchblutungsregulation des Hodengewebes steuern (AL-AGHA & AXIOTIS, 2007). Leydig-Zwischenzellen sind von polyedrischer Form, weisen einen großen prominenten Kern mit eosinophilen Zytoplasma und zahlreichen Lipid-Vesikel. Man unterscheidet eine adulte Form der Leydig-Zwischenzellen von einer fetalen Form. Die adulten Leydig-Zwischenzellen differenzieren sich im postnatalen Hoden und befinden sich in einer hormoninaktiven Phase bis zur Pubertät. Sie leiten sich von fetalen Leydig-Zwischenzellen ab, welche zwischen dem 8. bis 20. Schwangerschaftswoche entstehen, diese produzieren genügend Testosteron, damit die Entwicklung des männlichen Fetus Richtung männliches Geschlecht gewährleistet wird. In der Regel befinden sich die Leydig-Zwischenzellen in der Nähe von Kapillaren, um die Hormone direkt in den Blutkreislauf abzugeben (SVECHNIKOW et al., 2010).

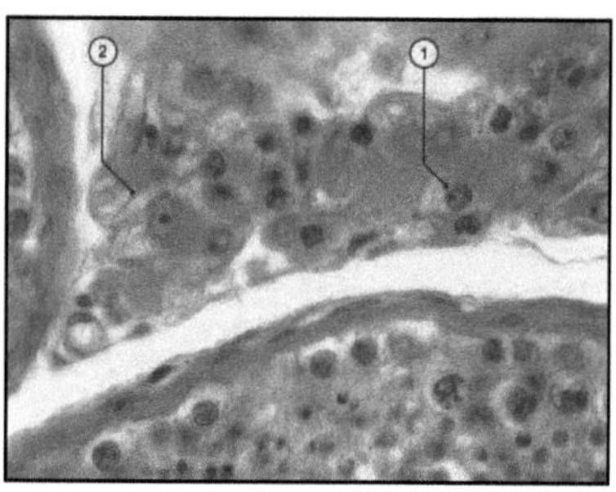

Abbildung 54 Humaner Hoden: Leydig-Zwischenzellen (1) mit Reinke Kristallen (2) (Embryologie Modul 3, Spermatogenese)

Seit 1956 sind die von Reinke beschriebenen Kristalle Inhalt elektromikroskopischer Forschung. FAWCETT und BURGOS (1957, 1960) veröffentlichten die ersten elektromikroskopischen Bilder der Kristalle und beschrieben sie als eine Zusammensetzung von globuläre Molekülen, welche einen Durchmesser von 150 A aufweisen. Sie verteilen sich räumlich unregelmäßig, zudem gehen die seitlichen Kanten rechtwinklig ineinander über. Die Kristalle variieren in dünnen Schnitten in ihrer Form und ihre Ecken sind manchmal unregelmäßig konfiguriert. In günstigen Schnitten sind die Kristalle jedoch polygonal und die Ränder gehen scharf an jeder Ecke ineinander über. YAMADA (1965) berichtete von einer regulären hexagonalen internen Struktur, die aus 200 A großen tubulären Sechsecken besteht. Zudem beschrieb er weitere filamentäre Strukturen, die möglicherweise mit der Bildung der Kristalle assoziiert sind. SISSON und FAHRENBACH (1967) schilderten, dass die Reinke-Kristalle aus 50 A dicken Filamenten bestehen. Zusätzlich differenzierten sie die Kristalloide vom agranulären Retikulum.

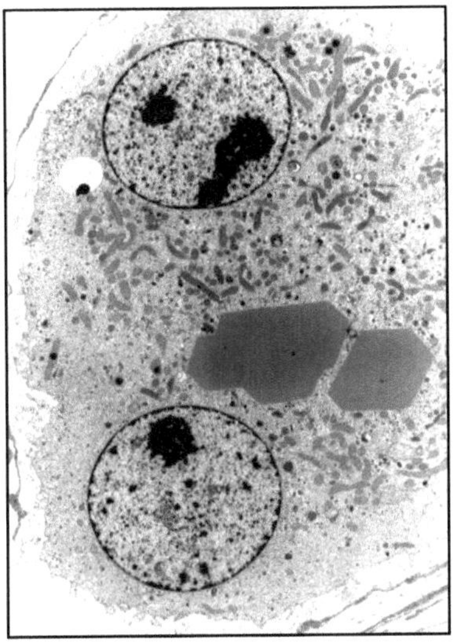

Abbildung 55 Elektromikroskopische Darstellung von Leydig-Zellen mit Reinke-Kristallen (TEM ca. x 8000, zur Verfügung gestellt von Prof. Holstein)

Reinkes Gedanke, dass er seine Untersuchungen nur an humanen Hodenpräparaten vorgenommen hatte und deshalb die Wertigkeit seiner Arbeit in Frage gestellt werden könnte, wurde erst viele Jahre später entkräftet. In bis zu 30% aller Leydig-Zelltumoren des Menschen werden intrazytoplasmatische und intranukleäre Reinke-Kristalle gefunden (GUPTA et al., 1994). Sie stellen nach CRUCIOLI und FULCINITI (1987) sowie ASSI et al. (1997) ein zwar inkonstantes Merkmal humaner Leydig-Zelltumoren dar, welches jedoch die Abgrenzung gegenüber anderen Hodentumoren signifikant vereinfachen kann. Deutliche Zellgrenzen, kleine Zytoplasmavakuolen von einheitlicher Größe und eine dunkle zytoplasmatische Granulation erwiesen sich in Übereinstimmung mit den Beobachtungen von DENICOLA et al. (1980) als hilfreiche Merkmale bei der Differenzierung gegenüber anderen testikulären Tumortypen. Reinke-Kristalle, die als pathognomonisch für humane Leydig-Zelltumoren angesehen werden, wurden in Übereinstimmung mit anderen Untersuchungen aus Tiermedizin nicht gefunden. Nach Beobachtungen von KENNEDY et al. (1998) treten diese kristalloiden Strukturen in kaninen Leydig-Zelltumoren nicht auf. Sie treten gleichfalls in histologischen Schnitten von Leydig-Zelltumoren bei Hunden und anderen Haustierspezies nicht auf. Lediglich bei Primaten konnte man in histologischen Schnitten Leydig-Zelltumoren mit Reinke'schen Kristalloiden beobachten.

Die Reinke-Kristalle sind charakteristisch für die Leydig-Zwischenzellen, genauso wie für Androgen-produzierende Tumoren bei Männern und Frauen (Leydig-Zelltumoren, Nebennierenrinden-Tumoren, Theca-Zell-Tumoren). Leydig-Zelltumoren sind androgen- und in geringerem Masse auch östrogenproduzierende Tumoren und machen circa 2,3% aller Hodentumoren aus, kommen aber auch vereinzelt bei Frauen als Ovarialtumor vor. Erstes Symptom ist meistens eine schmerzlose Vergrößerung des Hodens oder ein inzidenteller suspekter Ultraschallbefund (intratestikuläre hypoechogene Läsion). In 80% der Fälle zeigen sich hormonelle Veränderungen, so kommt es zu einer Östrogen- oder Östradiolerhöhung, einer Testosteronerniedrigung sowie einer LH- und FSH-Erhöhung. Die für Hodentumoren spezifischen Tumormarker (AFP, β-HCG, PLAP) sind negativ. Andere, endokrinologisch bedingte Symptome können einer testikuläre Masse vorangehen, insbesondere bei malignen Leydig-Zelltumoren. Im Erwachsenenalter zeigt sich eine Feminisierung und/oder Gynäkomastie (30%), im Kindesalter eine Puber-

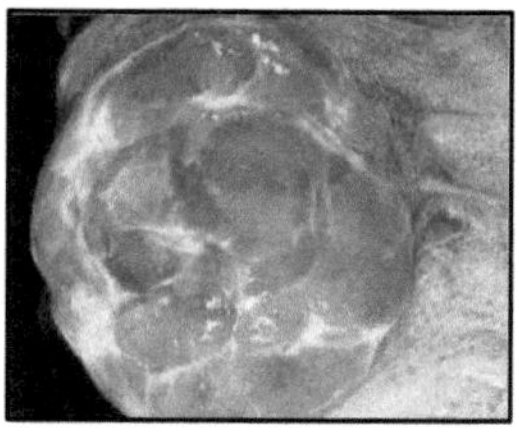

Abbildung 56 Leydig-Zelltumor, makroskopische Aufnahme (MMA, CliniCum Urologie 1/2011)

tas praecox. Es gibt zwei Altersgipfel: 3-9 Jahre und 3. bis 6. Dekade (gleiche Inzidenz in allen Dekaden), in 3% der Fälle wird ein bilateralen Auftreten beschrieben. Ätiologie und Pathogenese sind unklar (AL-AGHA & AXIOTIS, 2007), wobei im Tiermodell eine Induzierbarkeit durch Östrogene beschrieben ist. Genetische Prädispositionen sind nicht bekannt. Assoziationen mit Infertilität, Maldeszensus testis und Klinefelter-Syndrom wurden verifiziert (HEKIMGIL et al., 2001; RÜBBEN, 2009; REMMELE, 2009). Sie sind die häufigsten Tumoren des Gonadostromas. In der Regel sind sie benigne. Sie müssen von nodulären Leydig-Zellhyperplasien unterschieden werden. Im Gegensatz zu Leydig-Zellhyperplasien treten Leydig-Zelltumoren unilateral auf. Makropathologisch findet sich ein bräunlich-gelber Tumor, in dem keine Tubuli mehr nachweisbar sind. Immunhistochemisch kann eine Positivität von Calretinin diiferentialdiagnostisch eingesetzt werden (AUGUSTO et al., 2002). Histologisch findet man eine trabekuläre Gestaltung mit scharf gezeichneten, polygonalen, eosionroten Zellen. Diese sind den Leydig-Zwischenzellen sehr ähnlich. Typisch, aber nur selten nachweisbar (30% aller Tumoren) sind intrazelluläre Lipofuszinablagerungen und zigarrenförmigen intrazytoplasmatischen dunkelrote Reinke-Kristalle, welche als pathognomisch gelten (EMERSON & ULBRIGHT, 2007). Die Kristalle werden als refractile zylindrische, rechteckige oder rhomboide Strukturen beschrieben, welche linear angeordnet sind. Die Identifizierung der Reinke-Kristalle ist bei der Unterscheidung von Leydig-Zelltumoren von anderen ähnlichen Entitäten sehr hilfreich. In Fällen, in denen sie vorhanden sind, sind sie sehr uneinheitlich verteilt. Die klinische Symptomatik der Leydig-Zelltumoren ist abhängig vom Alter, in dem sie entstehen. Entwickeln sie sich im präpuberalen Alter, dann zeigt sich das Bild der Pseudopubertas praecox mit der vorzeitigen Ausbildung der sekundären Geschlechtsmerkmale. Beim Erwachsenen wird durch die tumoreigene Androgenbildung über die Feedbackschleife die hypothalamisch-hypophysäre Steuerung gebremst und damit auch

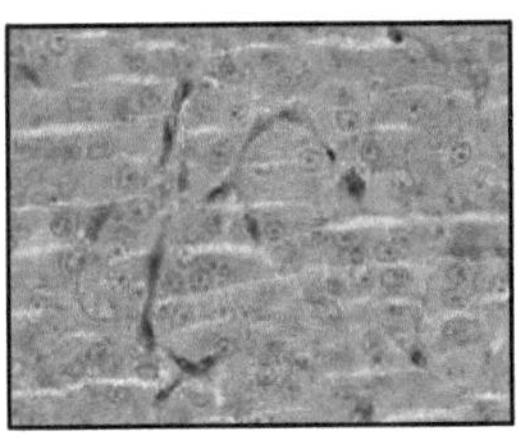

Abbildung 57 Leydig-Zelltumor (400-fache Vergrößerung, HE-Färbung, PATHORAMA unibas.ch)

die Spermiogenese. Bei stärkerer Östrogenbildung treten eine Gynäkomastie, Feminisierung, verminderte Libido sowie Impotenz auf. Im Kindesalter sind die Tumoren in der Regel benigne, im Erwachsenenalter zeigen weniger als 10% Zeichen der Malignität (Überstreiten der Kapsel, keine Kapsel, Satellitenherde im Hoden, Gefäßeinbrüche, Tumorgröße >5cm und Metastasen).

Ca. 10% der Leydig-Zelltumoren nehmen einen malignen Verlauf, besondere im höheren Alter (medianes Alter bei einem malignen Verlauf 60 Jahre) (PETERSEN et al., 2009). Diese Variante ist histologisch nicht eindeutig identifizierbar, wobei häufiger nukleäre Atypien, vermehrte Mitosen und eine erhöhte Wachstumsfaktoren beobachtet werden (YOUNG, 2008). Die Symptomatik entspricht der der benignen Form, eine Metastasierung ist das sicherste Kennzeichen der malignen Variante. Die klinisch-pathologischen Faktoren, die prädiktiv für einen malignen Leydig-Zelltumor sind: Größe > 5cm, ausgeprägter Pleomorphismus, hohe mitotische Aktivität, Erhöhte MIB-1-Expression (18,6 vs. 1,2% bei benignem Verlauf), Gefäßinvasion, Ausdehnung über das Hodenparenchym hinaus und DNA-Aneuploidie. Die Therapie des Leydig-Zelltumors besteht in der inguinalen Ablatio testis. Bei kleinen intraparchymalen Läsionen im Hoden sollte immer zunächst eine Tumorenukleation durchgeführt werden, um im Falle eines stromalen Hodentumors den Hoden erhalten zu können. Stellt sich in der endgültigen Histologie ein maligner Leydig-Zelltumor mit Malignitätskriterien heraus, so sollte eine sekundäre Ablatio testis durchgeführt werden (WEISSBACH & SCHAEFER, 2008). Bisher wurde nach einer Tumorenukleation nur bei einem Patienten ein Rezidiv beschrieben. Zum Ausschluss einer Metastasierung sollte eine abdominale Computertomographie und eine Thorax-Röntgenaufnahme durchgeführt werden. Bevorzugte Metastasierungslokalisation sind die retroperitonealen Lymphknoten (WALZ, 1997). In diesem Fall ist eine radikale retroperitoneale Lymphadenektomie indiziert. Aneuploide Tumoren scheinen ein extrem hohes Risiko für eine Metastasierung zu besitzen. Im Gegensatz zum Erwachsenenalter wurden bei Kindern nur bei einem 9 Jahre alten Knaben mit einem bilateralen Leydig-Zelltumoren Lungenmetastasen beschrieben (SLAMA et al., 2003). Ohne Hinweis für Malignität ist eine Surveillance-Strategie ausreichend (regelmäßige CT-Untersuchungen), da keine Tumormarker vorhanden sind, wobei möglicherweise die alkalische Phosphatase als solcher dienen könnte. Der metastasierende Leydig-Zelltumor gehört zu den seltensten menschlichen Neoplasien, bisher wurden 18 Fälle beschrieben. Daher sind keine eindeutigen histologischen Kriterien etabliert (MASUR et al., 1996; CHEVILLE et al., 1998).

Die detaillierte chemische Natur und ihre Beziehung zur endokrinen Aktivität sind bis heute noch nicht endgültig geklärt, obwohl JANKO und SANDBERG (1970) die Kristalle histologisch als Protein identifiziert haben und damit Friedrich Reinke bestätigten. Die Tatsache, dass, außer in Fällen einer Pubertas praecox, die Reinke-Kristalle vor der Pubertät nicht nachgewiesen werden können, lässt auf eine enge Beziehung zur endokrinen Tätigkeit der Zellen schließen, ebenso die verminderte Anzahl dieser Kristalle im kryptorchen Hoden, da sich als Zeichen der Schädigung der endokrinen Funktion (reduzierte Testosteronproduktion) eine Atrophie der Leydigzellen findet (HUYGHE et al., 2007). Reinke-Kristalle sind augenscheinlich das Ergebnis einer spezifischen Funktion der Leydig-Zwischenzellen und gegebenenfalls der Ausdruck der eiweißanabolen Wirkung des von diesen Zellen gebildeten Testosterons.

5.2 Die morphologischen Besonderheiten des Reinke-Raumes – die Entstehung des Reinke-Ödems

Beim Reinke-Raum, der ein mikroskopisches Phänomen darstellt, wird bis heute diskutiert, ob es sich um einen Raum handelt (TILLMANN et al., 1997). Er ist kein „leerer" Raum. Die Lamina propria wird in drei Schichten differenziert, die obere, mittlere und die tiefe Schicht. Ihre viskoelastische Eigenschaften beruhen auf der extrazellulären Matrix aus retikulären, kollagenen (Typ I- und Typ III-Kollagenfasern) und elastischen Fasern, Glykoproteinen und Glykoaminoglykanen. Die Lamina propria superficialis unter dem Stimmlippenepithel entspricht dem

Reinke-Raum. Sie ist in der Mitte der Stimmlippe 0,5mm dick und besteht aus lockeren ungeordneten Elastinfasern sowie gallertartiger interstitieller Flüssigkeit (DRÄGER et al., 2011b).

Da Friedrich Reinke als Erster die feinstrukturelle Morphologie der Stimmlippe untersuchte und auf den besonders lockeren subepithelialen Verschiebespalt hingewiesen hatte, schlug Markus Hayek ihn als Namensgeber für die häufige benigne Kehlkopferkrankung vor. Die spezifischen morphologischen Merkmale des Reinke-Raums sind eine spärliche Lymphdrainage und seine scharf markierten Grenzen. Diese anatomischen Besonderheiten gelten als Voraussetzung für die Entstehung der sog. exsudativen benignen Stimmlippenerkrankungen. Zu diesen gehören neben dem Reinke-Ödem der Stimmlippenpolyp und das Stimmlippenknötchen. Jede dieser drei Entitäten besitzt ihre eigene klinische und morphologische Ausprägung, die sich jedoch überlappen. Als gemeinsame pathogenetische Mechanismen gelten Mikroangiopathien mit einer Agglomeration von Flüssigkeit im Reinke-Raum.

Das Reinke-Ödem ist eine Erkrankung des Reinke-Raumes, der Lamina propria der Stimmlippe. Bei Ausbildung eines Reinke-Ödems kommt es zur Einlagerung großer Mengen gallertiger Substanz zwischen die Zellen und Fasern dieses submukösen Bindegewebes, vergleichbar mit der Entstehung einer Neobursa. Betroffen sind überwiegend Frauen des mittleren Alters (4. bis 6. Lebensdekade). Symptome sind eine progrediente Heiserkeit, welche durch Massenzunahme der Stimmenlippen und damit einer Abnahme der mittleren Sprechstimmlage beruht. Durch eine weitere Zunahme an Größe kann eine Aphonie resultieren, die möglichweise durch die Stenosierung der Glottis in Atemwegsobstruktionen mündet (BEHRBOHM et al., 2009). Als Hauptursache gelten lokale Fragilität, Veränderungen der Gefäßwände und chronische Reizzustände. Im elektronenmikroskopischen Bild zeigt sich ein stark fenestriertes Epithel mit Vesikeln und einer verdickten Basalmembran. Begünstigende Faktoren

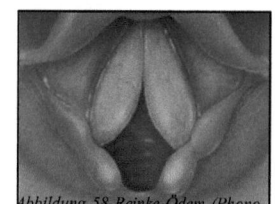

Abbildung 58 Reinke-Ödem (Phonochirurgie, Ärztlicher Leitfaden. EMAU Greifswald)

sind stimmliche Überlastung, Nikotin und gastroösophagealer Reflux (CHUNG, 2009). Die vermutete Wirkung von Androgenen auf die Entstehung von Reinke-Ödemen ist bisher nicht bewiesen. Die Stimme erhält einen charakteristischen tiefen und rauen Klang, der im Anfangsstadium noch als attraktiv gelten kann, bei fortgeschrittenem Ödem aber zu einer stimmlichen Leistungseinschränkung führt und deshalb behandlungsbedürftig ist. Gepresste Phonation wirkt sich verschlimmert aus. Meist sind beide Stimmlippen betroffen, wenn auch in unterschiedlichem Ausmaße. Im frühen Stadium besteht eine spindelförmige Auftreibung der Stimmlippe von der vorderen Kommissur bis zur Spitze des Processus vocalis, später bilden sich dicke, kissenartige Schwellungen. Diese Ödemkissen werden gelegentlich so groß, dass sie nebeneinander in der Glottis keinen Platz finden. Histologisch findet sich unter dem nicht-veränderten Plattenepithel der Stimmlippen in einem fein wabenartigen Fasernetz eine gallertartige Flüssigkeit. Zur Remission kommt es oftmals durch die Entfernung der Noxe. Bei einem akuten Reinke-Ödem kann als abschwellende Maßnahme ein kortisonhaltiges Spray dienen (BEHRBOHM et al., 2009). In schweren Fällen kommt es zur mikrochirurgischen Abtragung des betroffenen Gewebes. Es gibt verschiedene chirurgische Methoden: 1. Skarifikation und Absaugen des Ödems (HIRANO, 1990), 2. Chordotomie und Ausschälung des Ödems sowie Adaptation der korrekt zugeschnittenen überschüssigen Schleimhaut (BOUCHAYER, 1992), 3. Dekortikierung, d. h. chirurgische Abtragung der ödematösen Schleimhaut in der korrekten Schicht unter Beibehaltung der drunterliegenden Verschiebeschicht der Stimmlippe (KLEINSASSER, 1968, 1974), 4. Laserresektion (Hirano, 1985, 1988, 1990, 1993) , 5. Stripping (LORÉ, 1934).

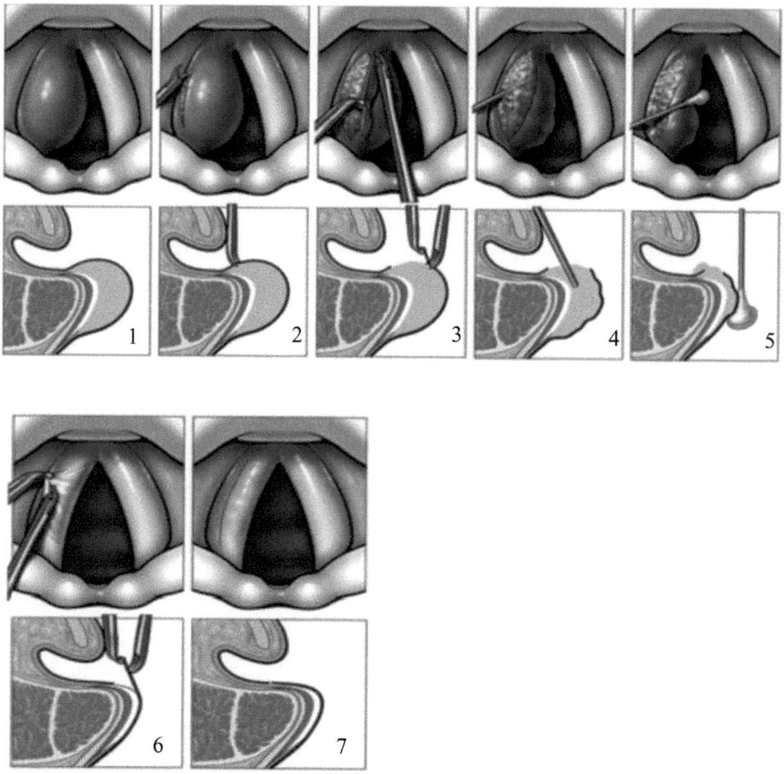

Abbildung 59 Prinzip der Reinke-Ödem-Entfernung nach Kleinsasser: (1) Reinke-Ödem, (2) und (3) Inzision auf der oberen Fläche möglichst weit lateral, (4) Interzellularsubstanz der Lamina propria wird abgesaugt oder (5) ausmassiert, (6) Resektion des überschüssigen Epithels, (7) so dass die Wundränder aneinander liegen (Phonochirurgie, Ärztlicher Leitfaden. EMAU Greifswald)

Bei der Entfernung ist sorgfältig darauf zu achten, dass nicht zu viel von dem fragilem Epithel entfernt wird, weil dadurch die Randkantenverschiebung nach Regeneration verloren geht und die vorher relativ mühelose Phonation nur noch unter Anstrengung gelingt und eine deutliche Behauchtheit zur Rauigkeit hinzukommt. Eine durch allzu ausgedehnte Resektion narbig veränderte Stimmlippe lässt sich nicht mehr für eine normale Phonation rehabilitieren. Die vordere Kommissur sollte nicht tangiert werden, da hier die Gefahr der Synechienbildung besteht und zudem auch nicht notwendig ist, da hier kein Reinke-Raum existiert. Anschließend ist eine logopädische Mitbehandlung indiziert.

Reinke-Ödeme zählen nicht zu den Präkanzerosen, dennoch können das Ödem und ein Karzinom nebeneinander bzw. nacheinander auftreten. Histologisch zeigen sich Veränderungen am Plattenepithel der Stimmlippenoberfläche (Plattenepithelhyperplasie, Hyperplasie der Basal- und Parabasalzellen), diese gelten aber als reaktiv. Vor allem mit zunehmendem Alter macht eine Bindegewebsproliferation die Läsion irreversibel. Bei Aufrechterhaltung der Noxe kommt es zur Rezidivneigung (BEHRBOHM et al., 2009; FUCHS, 1989).

Zur genaueren Diagnostik und Größeneinschätzung kann die forcierte Inspiration dienen, bei der ein aerodynamischer Unterdruck erzeugt und dabei das bewegliche, oberflächliche Stimmlippengewebe angesogen wird. Bei 43% der untersuchten Patienten wurde mit dieser Untersuchungsmethode eine präzisere Beurteilung des Reinke-Ödems beobachtet (KOTHE, 2002).

Das Reinke-Ödem wird in unterschiedliche Klassifikationssysteme (u.a. nach SEIFERTH & GLANZ, 1971, KLEINSASSER, 1959 und 1963) eingeteilt, die jedoch nicht der klinischen Situation gerecht werden. Die Arbeitsgruppe um Arens (KRAFT et al., 2010) beschrieb das Potential der optischen Kohärenztomographie (OCT) bei der Unterteilung des Reinke-Ödems auf der Grundlage morphologischer Veränderungen. So zeigt das Reinke-Ödem ersten Grades nach Glanz eine gefiederte Struktur, das Reinke-Ödem II° eine lakunäres und das Reinke-Ödem III° ein konfluierendes Muster. Das OCT liefert somit eine objektive und reproduzierbare Klassifikation des Reinke-Ödems.

6. Diskussion

Der Anatom und Arzt Friedrich Berthold Reinke war ein universell interessierter Mensch um die Jahrhundertwende zum 20. Jahrhundert. Sein Leben und seine Werke sind gekennzeichnet von großer Intelligenz, Unzufriedenheit mit dem Sein und einem hohen Potential.

Als Schüler von W. Flemming beginnt er frühzeitig mit seinen histologischen Studien, *„die hier* [Rostock] *zur Entdeckung von Kristalloiden in den Zwischenhodenzellen des Menschen führten und verfaßte später unter Barfurth seine beiden Lehrbücher, in denen er auch biologisch-philosophischen Problemen nachgeht, sowie die Anatomie des Menschen*" (WEGNER, 1919).

Noch heute sind zwei Strukturen, die mit Friedrich Reinke assoziiert werden, Gegenstand der aktuellen Lehre und Forschung: die Reinke-Kristalle des menschlichen Hodens und der Reinke-Raum bzw. das Reinke-Ödem des humanen Larynx.

Seinen eigentlichen Berühmtheitsgrad erlangte Reinke durch die Entdeckung kristalliner Aggregate aus Proteinen (Reinke-Kristalle) in den Leydig-Zellen des Hodens. Die Reinke-Kristalle finden sich im Zytoplasma von Leydig'schen-Zwischenzellen des Hodens, jedoch nur, wenn dort die Testosteronkonzentration so hoch ist, dass dieses Sexualhormon nicht mehr gelöst werden kann. Mittlerweile konnte die bisherige Deutung der Reinke'schen Kristalloide als intrazelluläre Ablagerungen von Eiweißkörpern verifiziert werden. Reinke'sche Kristalloide sind offenbar das Produkt einer spezifischen Funktion der Leydig-Zellen und möglicherweise der unmittelbare Ausdruck der Eiweißanabolen Wirkung des von diesen Zellen gebildeten Testosterons. Die Bedeutung ist bis heute unklar und bedarf weiterer wissenschaftlicher Zuwendung.

Zu Lebzeiten wurden Friedrich Reinkes Arbeiten nicht gewürdigt. Es hieß, er sei faul, ein Außenseiter und ein „Querdenker" gewesen. Wer beim Blick aus dem Institutsfenster dem Gesang der Vögel lauschend gedanklich den Larynx des Menschen mit dem der Vögel vergleicht, dieses in die Tat umsetzt und eine wissenschaftliche Arbeit darüber verfasst, die bis in die heutige Zeit ihre Berechtigung hat und gelehrt wird, den bezeichnet man zu Recht als „open-minded thinker".

Der unbändige Wissensdurst kennzeichnete das Leben von Friedrich Berthold Reinke von Anfang bis Ende. Sein Hauptaugenmerk galt der Mikroskopie. Am Mikroskop, welches seine Lebensbeschäftigung war, beflügelte ihn sein Temperament kombiniert mit der ihm eigenen gründlichen Ausdauer. Reinkes Interesse für Mitose- und Regenerationsprozesse durchzog seine Forschung wie ein Leitmotiv, wie bereits seine Dissertation *„Ueber das Verhältnis der von Arnold beschriebenen Kernformen zur Mitose und Amitose"* verdeutlichte. Später untersuchte Reinke atypische Regenerationserscheinungen, indem über Jahre erfolgreich Experimente mit Ätherlösung am Auge und Gehirn von Salamanderlarven durchführte. Auf der Suche nach der Morphologie und Kausalität der Mitose durch experimentelle Forschung zum Problem des Wachstums, welche richtungsgebend wurde für die zum gleichen Zeitpunkt stattfindenden Versuchen der Scharlach-R-Reihe von B. FISCHER (1906) wurde, orientierte er sich im Laufe der Jahre immer mehr in Richtung pathologische Anatomie. Viele von Reinkes Forschungen bewegten sich im Grenzgebiet zwischen anatomischer und pathologischer Forschung. Die endgültige Abkehr von der Anatomie erfolgte in Wiesbaden, wo er sich ausschließlich der Tumorpathologie widmete.

Der unkollegiale und von anderen Anatomen laut Professor Barfurth wenig geschätzte Reinke wurde in den Anatomischen Heften und dem Anatomischen Anzeiger häufig positiv zitiert. Ein Beispiel dafür ist Professor Martin HEIDENHAIN (1904), der in seinem Artikel „*Ueber die Zentralcapseln und Pseudochromosomen in den Samenzellen von Proteus sowie ueber ihr Verhältnis zu den Idiozomen, Chondromiten und Archoplasmastreifen*" folgendes schreibt:

„[...] *Auch erklärte ich gegenüber Reinke meine Priorität in dieser Sache und acceptirte im Anschluss an letzteren Autor den Ausdruck „Spannungstrajektorien" für das in Frage stehende Strukturverhältnis.*"

„[...] *Auf diese Gedankengänge bin ich im Zusammenhang mit dem Spannungsgesetz gekommen und auch der Kollege Reinke erinnert daran.*“

Auch die Studenten fanden die Mitwirkung Reinkes an ihren Dissertationen überaus hilfreich und bedanken sich im Rahmen ihrer Doktorarbeiten bei ihm. So schrieb Arthur LANGE (1902), Thema der Dissertation „*Über den Bau und Funktion der Speicheldrüsen bei Gastropoden*“ in seiner Danksagung: „[...] *und Herrn Professor Reinke für seine Hülfe in der mikroskopischen Technik wie der Zeichnung der Figg. 3-12 zu grössten Danke verpflichtet*“ (Abb. 62, S.99). Diese Dissertation wurde von der medizinischen Fakultät mit einem Preis ausgezeichnet.

Friedrich Reinke war nicht nur ein hervorragender Anatom und ein Fachmann auf dem Gebiet der Mikroskopie, sondern schien auch künstlerisches Talent besessen zu haben. Die Zeichnungen seiner wissenschaftlichen Abhandlungen hatte er alle selbständig erstellt. Aber nicht nur für sich und die Promovenden, sondern auch für seinen Dienstherren Barfurth fertigte er Abbildungen an, auch wenn diese mit Hilfe des Zeiss'chen Zeichenapparat entstanden sind. Zusammenfassend scheint Friedrich Berthold Reinke nicht der unzuverlässige, aufsässige Mitarbeiter, den Professor Barfurth charkterisierte, sondern man kann ihn eher als introvertierten Zeitgenossen beschreiben. Vielleicht war er die „*éminence grise*“ der Rostocker Anatomie, was erklären würde, warum das Verhältnis der beiden Professoren nicht gerade freundschaftlich gewesen ist. Reinkes Probleme mit seinem Vorgesetzten konnte auch daher rühren, dass er aus einer Akademikerfamilie stammte, während Professor Barfurth keinerlei Unterstützung aus der Familie erhalten hatte, da er aus einer Arbeiterfamilie kam. Reinkes Streben nach Vollkommenheit veranlasste ihn bewährte Techniken zum Aufkleben von Präparaten zu modifizieren, weil ihm die Falten auf den Objektträgern widerstreben. So variierte er für seinen Gebrauch „*Die japanische*

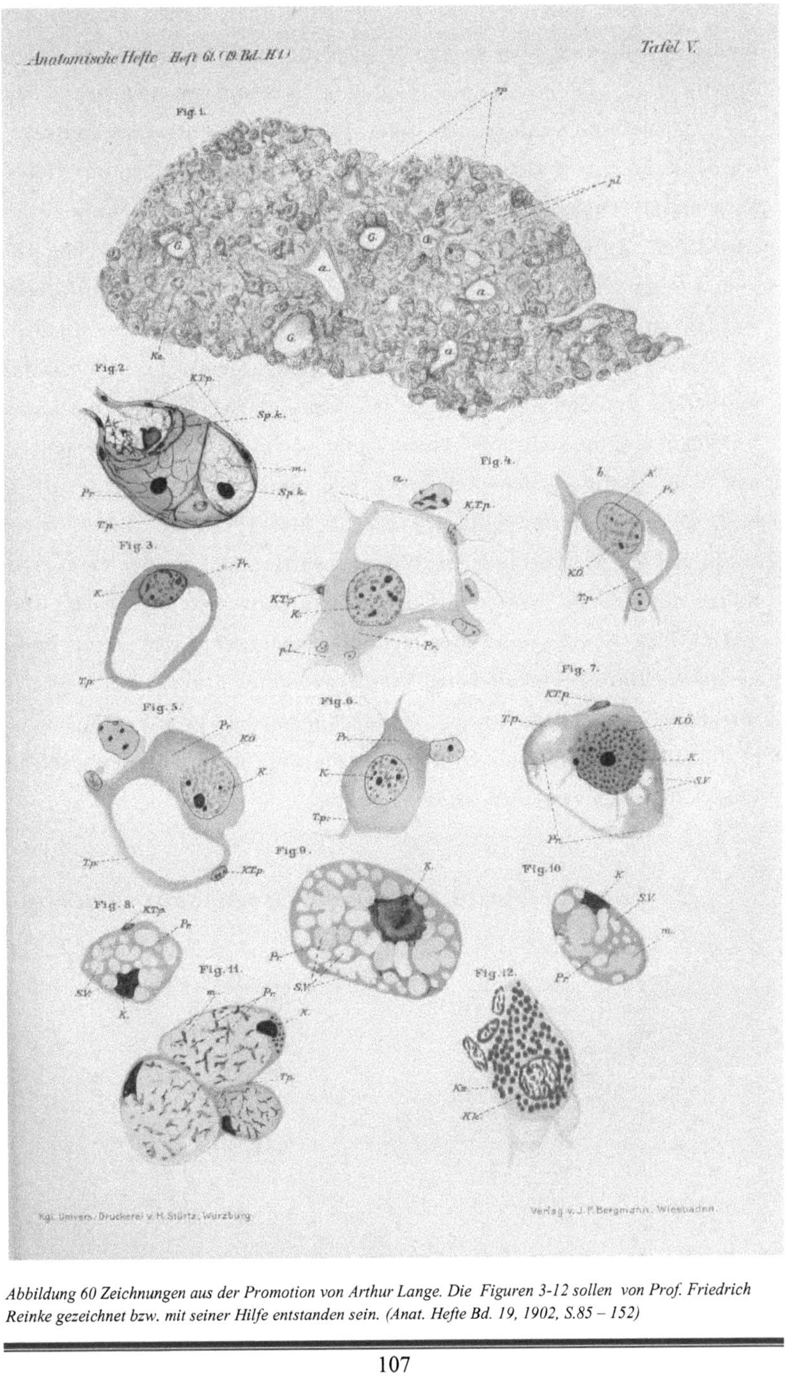

Abbildung 60 Zeichnungen aus der Promotion von Arthur Lange. Die Figuren 3-12 sollen von Prof. Friedrich Reinke gezeichnet bzw. mit seiner Hilfe entstanden sein. (Anat. Hefte Bd. 19, 1902, S.85 – 152)

Methoden zum Aufkleben von Paraffinschnitten“, beließ die Grundmethodik, würde sich aber freuen, „*wenn diese schöne Methode unserer intelligenten und strebsamen Collegen in Ostasien sich recht viele Freunde erwerben würde*“ (REINKE, 1895). In der gleichen Zeitschrift wurde Reinke von einem Kollegen der zoologischen Fakultät Heidelberg massiv angegriffen, dass die erwähnte „Japanische Methode zum Aufkleben von Paraffinschnitten“ nichts Neues sei, sondern schon 1893 vom zoologischen Institut der Universität von Cambridge veröffentlich worden ist. „*Reinke habe nichts Neues eingebracht, außer seinen Namen*“ (von ERLANGEN, 1895). Im Allgemeinen musste Friedrich Reinke viel Kritik von den Kollegen aus den Anatomischen Instituten ertragen. Trotzdem ließ er sich nicht beirren und verfolgte seinen eingeschlagenen Weg kontinuierlich zielstrebig bis zum Ende. Als Professor Dr. med. Friedrich Berthold Reinke am 12. Mai 1919 um 13.30 Uhr verstarb, hat ein hervorragender Wissenschaftler und großer Denker die Bühne des Lebens verlassen. Über Reinke kann man sagen, dass seine gedankliche Kraft, seine Beobachtungsgenauigkeit und seine bedingungslose Hartnäckigkeit beim Verfolgen seines großen Ziels - der Erforschung von Zellstrukturen - Entdeckungen hervor gebracht hat, die zum Teil revolutionär waren und die zum Teil auch heute noch in ihrer Tragweite kaum ermessen werden können.

„Er hat Wertvolles in seiner Wissenschaft geleistet“

(Reinke, J., 1919)

7. Literaturverzeichnis

Al-Agha OM, Axiotis CA. „An in.depth look at leydig cell timor of the testis". Archiv Pathol Leb Med, 2007; 131 (2): 311.

Askanazy M. „Die Resultate der experimentellen Forschung über teratoide Geschwülste". 16. Congrés internat. de médecine, Budapest, 1909.

Assi A, Sironi M, Bacchioni AM, Declich P, Cozzi L, Pasquinelli GA. „Leydig cell tumor of the testis: a cytohistological, immunohistological, and ultrastructural case study". Diagn. Cytopathol, 1997; 16: 262-266.

Auerbach L. „Über einen Plexus myentericus". Breslau: Ernst Morgenstern, 1862.

Augusto D, Leteurtre E, De la Taille A, Gosselin B, Leroy X. „Calretinin: a valuable marker of normal and neoplastic leydig cells of the testist". Appl Immunohistochem Mol Morphol, 2002; 10(2): 159-162.

Bärensprung W, Becker HF, Siemssen AC. „Monatschrift von und für Mecklenburg". 1788-1791.

Barfurth D. „Zelllücken und Zellbrücken im Uterusepithel". Anatomische Hefte Bd. 9, 1897: 79-102.

Barfurth D. „Die Forschungsrichtungen der Anatomie". Rektoratsrede. Druck der Universitätsdruckerei von Adlers Erben, 1904.

Becker KW, Papathanassiou V. „ Zum Stand des anatomischen Prosekturwesens". Saarl. Ärztebl. 10/1997, S. 15-27

Behrbohm H, Kaschke O, Nawka T. „Kurzlehrbuch Hals-Nasen-Ohrenheilkunde". Stuttgart: Georg Thieme Verlag KG, 2009.

Bouchayer M, Cornut G. „Microsurgical Treatment of Benign Voval Fold lesions: Indications, Technique, Results". Folia Phoniatr, 1992; 44: 155-184.

Carter KC. „Edwin Klebs´s Grundversuche". Bull Hist Med 2001; 75(4): 771-781

Cheville JC, Sebo TJ, Lager DJ, Boswick DG, Farrow GM. „Leydig cell tumor of the testis: a clinicopathologic, DNA content and MIB-1 comparison of nonmetastasizing and metastasizing tumors". Ann J Surg Pathol, 1998; 22: 1361-1367.

Chung JH, Tae K, Lee YS, Jeong JH, Cho SH, Kim KR, Park CW, Han DS. „The significance of laryngopharyngeal reflux in benign vocal lesions". Otolaryngol Head Neck Surg, 2009; 141(3): 369-373.

Crucioli V, Fulciniti F. „Fine needle aspiration of intersttialcell tumor of the testis". Acta Cytol, 1987; 31:199.

Denicola DB, Reber AH, Boon GD. „Cytology of canine male urogenital tract". St. Louis: Relston Purina, 1980.

Diamant H. „Franz Kafka, Siegmund Freud and Markus Hayek. A connection in life and death". Wien Klin Wochenschr 1998, Aug. 21; 110 (5): 542-545.

Dhom G. „Geschichte der Histopathologie". Heidelberg: Springer-Verlag 2001, S. 410-412

Domaschke F. „Friedrich Theodor Althoff und die preußischen Universitäten im ausgehenden 19. Jahrhundert". Books on Demand GmbH, 2001

Dräger DL, Branski RC, Wree A, Sulica L. „Friedrich Berthold Reinke (1862-1919): Anatomist of the Vocal Fold“. Journal of Voice, 2011(a); 25(3): 301-307.

Dräger DL, Holstein AF, Wree A. „Friedrich Berthold Reinke (1862-1919), der Mann hinter den Reinke-Kristallen und dem Reinke-Raum“. In: 125 Jahre Anatomische Gesellschaft (1886-2011). Jubiläumsausgabe. Erinnerungen, Ereignisse, Erkenntnisse, Betrachtungen, unvergessliche Erfahrungen und wissenschaftliche Projekte von Mitgliedern der Anatomischen Gesellschaft, von Anatomische Gesellschaft, S. 179-184. Lübeck: Kaiser&Mietzner, 2011(b).

Dräger DL, Branski RC, Wree A. „The History of the Reinke Crystals. Its meaning yesterday and today “. Annual of Anatomy (submitted).

Ebner V. „Rollets Untersuchungen aus dem Institut für Physiologie und Histologie .“ Untersuchungen über den Bau der Samencanälchen und die Entwicklung der Spermatozoiden". Leipzig: Wilhelm Engelmann, 1871.

Edelstein L. „Die Geschichte der Sektion in der Antike". Quellen und Studien zur Geschichte der Naturwissenschaften und der Medizin 3 (1932), S. 50-106.

Emerson RE, Ulbright TR. „Morphological approach to tumors of the testis and paratestis“. Journal of Clinical Pathology, 2007; 60: 866-880.

Erlanger von E. „Zur sogenannten japanischen Aufklebemethode“. Zeitschrift für wissenschaftliche Mikroskopie und mikroskopische Technik, 1895; 186-187.

Fawcett DW, Burgos MH. „Observations on the cytomorphosis of the germinal and interstitial cells of the testis“. In Ciba Foundation colloquia ageing, von E.C.P. Miller G.E.W. Wolstenholme, 2: pp. 86-99. Boston, Massachusetts: Little, Brown and Co. , 1956.

Fischer B. „Die experimentelle Erzeugung atypischer Epithelwucherungen und die Entstehung bösartiger Geschwülste“. Münchner medizinischer Wochenschrift, 1906; S. 42.

Fränkel B. „Studien zur feineren Anatomie des Kehlkopfs“. Archiv für Laryngologie und Rhinologie L 1, 1893.

Fuchs B. „Zur Pathogenese und Klinik des Reinke-Ödems. Langzeitstudien“. HNO, 1989; 37: 490-495.

Geburtenregister der Hansestadt Rostock. 1904.

Genealogischen Handbuch des Adels, Adel. Häuser IX. Limburg (Lahn): Starke Verlag, 1951.

Grotefend H. „Jahrbuch für Mecklenburger Geschichte und Alterthumskunde". Schwerin, Bärensprungsche Hofdruckerei Leipzig, 1904.

Gupta SK, Francis IM, Sheikh ZA, Al-Rubah NAR, Das DK. „Intranuclear Reinke's crystals in a testicular leydig cell tumor diagnosed by aspiration cytology“. Acta Cytol, 1994; 38: 252-256.

Hartig Th. „Weitere Mittheilungen, das Klebermehl (Aleuron) betreffend". Botanische Zeitung 1856; 14, 143-147.

Hajek, M. „Anatomische Untersuchungen über das Larnyxödem“. Archiv für klinische Chirurgie Bd. 42, 1891.

Hayek, M. „Festschrift am 25. Novembver 1921 zu seinem 60. Geburtstag". Urban & Schwarzbach, 1921

Hayek, M. „Beiträge zur Anatomie der Stimmlippen“. Z Hals Nase Ohrenheilk, 1925; 13: 161-171.

Heidenhain, M. „Über die Zentralkapsel und Pseudochromosomen in den Sammenzellen von Proteus sowie ueber ihr Verhältnis zu den Idiozomen, Chondromiten und Archoplasmastreifen“. Anatomische Hefte, 1904; Bd. 26, S. 311.

Hekimgil R, Altay B, Yakut BD, Soydan R, Ozyurt C, Killi R. „Leydig cell tumor of the testis: compresion of histopathological and immunohistochemical features of three azoosermic cases and one malignant case“. Pathology international, 2001; 51 (10): 792-796.

Henle J. „Handbuch des systematischen Anatomie des Menschen". Braunschweig: Friedrich von Vieweg und Sohn Verlag, 1886.

Henriette-Becker-Stiftung, „Juden als Erfinder und Entdecker". Welt-Verlag, Berlin-Wilmersdorf 1913, S. 26 ff

Hertwig O. „Handbuch der vergleichenden und experimentellen Entwicklungslehre der Wirbeltiere". Jena Verlag von Gustav Fischer. 1906, S. 468 ff

Herxheimer G. „Nachruf für Friedrich Berthold Reinke“. Zentralblatt für allgemeine Pathologie und pathologische Anatomie Bd.30, 01. November 1919: 401-403.

Hirano M. „Surgical and Medical Mangement of Voice Disorders“. In: Understanding Voice Problems, Colton RH & Casper JK. Baltimore, Hong Kong, London, Sidney: Williams&Wilkins, 1990.

Hirano M, Sato K. „Laser surgery for epithelial hyperplasia of the vocal cord“. Ann Otol Rhinol Laryngol, 1993: 85-91.

Hirano M, Hirade Y. „CO2-Laser for treating glottic carcinoma“. Acta Otolaryngol, 1988: 154-157.

Hirano M, Hirade Y. „Vocal function following carbon dioxide laser surgery for glottic carcinoma“. Ann Otol Rhinol Laryngol, 1985: 232-235.

Huyghe E, Nohra J, Vezzozi D, Daudin M, Bennet A, Caron P, Thonneau P, Pante P. „Fertility before and after treatment of patients with leydig cell tumor“. Prog Urol, 2007; 17: 841-845.

Janko AB, Sandberg EC. „Histochemical evidence for the protein nature of the Reinke crystalloid“. Obstet Gynecol Journal, 1970; 30: 493-503.

Jarisch, A. WMW, Jg. 45, 1895, S. 720.

Kennedy PC, Cullen JM, Edwards JF, Goldschmidt RH, Larsen S, Munson L, Nielsen S. „Tumor of the genital system of domestic animals". Washington DC: Armed Forces Institute of Patrhologie Bd. 4, pp. 15-20, 1998.

Kleinsasser O. „Mikrolaryngoskopie und endolaryngeale Mikrochirurgie. Teil II. Rückblick auf 2500 Fälle“. HNO, 1974; 22: 69-83.

Kleinsasser O. „Über den Krankheitsverlauf bei Epithelhyperplasien der Kehlkopfschleimhaut und die Entstehung von Karzinomen“. Z Laryngol Rhinol Otol, 1963; 8: 541-558.

Kleinsasser O. „Über die verschiedenen Formen der Epithelhyperplasien im Kehlkopf und ihre Beziehung zum Carzinom“. Arch. Ohr-, Nas- und Kehlk-Heilkunde, 1959; 174: 275-292.

Kleinsasser O. „Mikrolaryngoskopie und endolaryngeale Mikrochirurgie. Technik und typische Befunde". Stuttgart: F.K. Schauer, 1968.

Koelliker A. „Handbuch der Gewebelehre des Menschen". Leipzig: Wilhelm Engelmann Verlag, 1854.

Kothe C, Schade G, Fleischer S, Hess M. „Die forcierte Inspiration. Ein nützliches Kriterium zur Diagnostik des Reinke-Ödems?“. HNO, 2002; 50 (8): 756-757.

Kraft M, Glanz H, Gerlach S, Wisweh H, Lubatschowski H, Arens C. „Optische Kohärenztomographie. Stellenwert einer neuen Methode bei der Abklärung unklarer Kehlkopfveränderungen“. HNO, 2010; 58 (5): 472-475.

Krüger M. „Landeskirchliches Amt Schwerin-Mecklenburgisches Kirchenbuchamt“. Kopfbogen Reg.-Nr.: 5320-. 2009.

Kühnel W. „Untersuchungen über das Protoplasma und die Contractilität". Leipzig: Wilhelm Engelmann, 1862.

Lange A. „Über den Bau und Funktion der Speicheldrüsen bei Gastropoden". Anatomische Hefte Bd. 19, 1902: 148.

Leydig F. „Zur Anatomie der männlichen Geschlechtsorgane und der Analdrüsen der Säugethiere“. Zeitschrift für wissenschaftliche Zoologie Nr. 2, 1850: 1-57.

Loré JM. „Stripping of the vocal cords“. The Laryngoscope" 1934; 44 (10): 803-816.

Lubarsch O, Ostertag R. „Ergebnisse der allgemeinen Pathologie und pathologischen Anatomie". Wiesbaden: J.F. Bergmann: 1913, Bd. 17, S. 120-124.

Lübecker Nachrichten 27.08.2010. „Pastoratsgarten Ziehen: Ein grünes Wohnzimmer".

Masur Y, Steffens J, Ziegler M, Remberger K. „Leydig cell tumors of the testis - clinical and morphological aspects". Der Urologe A; 35(6): 468-471.

Mecklenburger Urkundenbuch VI, Nr. 3605.

Merkel F. „Handbuch für topographische Anatomie". Braunschweig: Vieweg und Sohn, 1893, Bd. II, S. 82.

Morgagni GB. „Präambel.“ Adversaria Anatomica Omnia. 1771.

Nägli CW. „Ueber die crystallähnlichen Proteinkörper und ihre Verschiedenheit von wahren Crystallen". Sitzungsbereich der königlichen bayrischen Akademie der Wissenschaften 1863, 120-154.

Notter, B. „Leben und Werk der Dermatologen Karl Herxheimer (1861-1942) und Salomon Herxheimer (1841-1899)". Diss. Univ.Frankfurt. 1994.

Ober WB, Sciagura C. „Leydig, Sertoli und Reinke: three anatomists who where on the ball“. Pathology Annual Vol. 16, 1981: 1-13.

Orth J. „Das Carcinom des Menschen, sein Bau, sein Wachstum, seine Entstehung“. Zeitschrift für Krebsforschung, 13. Juni 1913: 8 ff.

„Personalakte.“ MD 8/00. Rostock: Universitätsarchiv Rostock, 1895-1913.

Petersen RO. „Urologic Pathology". Lippincott, Philadelphia, 2009.

Raspe J. „handschriftliche Überlieferung.“ Ahnenforschung, 1968.

Reinke A. „Zur Familie.“ Archivarien. Zur Verfügung gestellt von Frau Agnes Schmeling und Herrn Bernhard Sydow, Dezember 1919.

Reinke F. „Beiträge zur Histologie des Menschen I. Über die Kristalloidbildung in den interstitiellen Zellen des menschlichen Hodens“. Archiv für mikroskopische Anatomie Bd. 47, 1896: 34-44.

Reinke F. „Die japanische Mehtode zum Aufkleben von Paraffinschnitte“. Zeistchift für wissenschaftliche Mikroskopie und wissenschaftliche Technik, 1895: 23.

Reinke F. „Experimentelle Forschung an Säugetieren über die Erzeugung künstlicher Blastome“. Zeitschrift für Krebsforschung Nr. 13, 1913: 314-320.

Reinke F. „Über Antreibung und Hemmung mitotischer Zellteilung beim normalen und pathologischen Wachstum der Gewebe“. Deutsche Medizinal-Zeitung Nr. 53, 1907.

Reinke F. „ Untersuchung über das menschliche Stimmband". Fortschritte der Medizin, 1895, Bd.13, S. 469 – 478).

Reinke F. „Über die funktionelle Struktur der menschlichen Stimmlippe mit besonderer Beruecksichtigung des elastischen Gewebes“. Anatomische Hefte Bd. 9, 1897: 103-107.

Reinke J. „Mein Tagwerk". Freiburg: Herder und Co. Verlag, 1925.

Remmele W, Klöppel G, Rudolph P, Mentzel Th, Cardesa A, Kreip HH, Slootweg PJ. „Pathologie". Heidelberg: Springer Medizin Verlag 2009.

Rübben H. „Uroonkologie". Heidelberg: Springer Medizin Verlag, 2009.

Schlingensiepen F. „Johannes Raspe.“ Brasil Nachrichten, 1957: 1-13.

Schumacher GH. „Anatomie im Wandel der Jahrhunderte an der Universität Rostock". Wissenschaftliche Zeitschrift der Universität Rostock. Mathematisch-Naturwissenschaftliche Reihe, Heft 1/2, Jg. XVII, 1968.

Schumacher GH, Wischhusen H. „Anatomia Rostochiensis. Die Geschichte der Anatomie an der 550 Jahre alten Universität Rostock". Akademie-Verlag Berlin. 1970.

Seiferth LB, Glanz H. „Carcinoma in situ laryngis. Klinik und Pathologie“. Laryngol Rhinol Otol, 1971; 50: 827-854.

Seitz PR. „Markus Hayek, his students and friends (1907-1941)". Otolaryngology - Head and Neck surgery, Vol. 116, Issue 3, 1997: 279-284.

Slama A, Elleuch A, Yacoubi MT, Sorba NB, Mosbah AT. „Bilateral Leydig cell tumor of the test: a case report". Ann Urol (Paris), 2003; 37(4): 213-216.

Sokrates. „Inschrift auf dem Apollo-Tempel von Delphi.“ Inschrift, 469 v. Christi.

Stadtarchiv. „Programm-Nr. 596.“ Neu-Strelitz: Dr. W.F. Schmidt, Schulrath, 1883.

Stille W, Brodt HR, Groll A, Just-Nübling G. „Antibiotika-Therapie: Klinik und Praxis der antiinfektiösen Behandlung". Schattauer; Auflage: 11., kompl. aktualis. u. erw. A., Nachdr. (Oktober 2005).

Stürzbecher, Manfred, „Klebs, Edwin“. In: Neue Deutsche Biographie 11 (1977), S. 719-720.

Svechnikow K, Landreh L, Weisser J, Izzo G, Colön E, Svenikowa I, Söder O. „Origin, development and regulation of human Leydig cells". Horm Res Paediatr 2010; 73(2): 93-101.

Tillmann B, Paulsen F, Werner JA. „Hundred years of Reinke space - structure of connective tissue in human vocal fold". Advances in Laryngology in Europe. 1997

Thiel U. „Biographie und wissenschaftliches Werk der Ordinarien am Anatomischen Institut zu Rostock von 1789 bis 1921". Dissertation, Rostock, 1966.

Tragl, KH. „Chronik der Wiener Krankenanstalten". Wien, Köln, Weimar: Böhlau-Verlag, 2007.

Waldeyer W. „Ueber die sogenannte ungestielte Hydatide des Hodens“. Archiv für mikroskopische Anatomie Bd. 13, 1877: 178-280.

Walz PH. „Seltene intraskrotale Tumoren". Akt Urol, 1997; 28: 65-75.

Weissbach L, Schaefer C. „Organ-sparing surgery for testicular tumors". Der Urologe A, 2008; 47(7); 809-817.

Wegner RN. „Zur Geschichte der anatomischen Forschung an der Universität Rostock“. Anatomische Hefte Bd. 55, 1919: 1-160.

Wöhrle G. „Studien zur Theroie der antiken Gesundheitslehre". Heft 56. Stuttgart: Franz Steiner, 1990.

Wyklicky H. „Unbekanntes von Theodor Billroth: eine Dokumentation in Fragmenten". Österreichische Akademie der Wissenschaften, Mathematisch-Naturwissenschaftliche Klasse. Wien : Österr. Akad. der Wiss., 1993, S. 47

Yamada E. „Some observations on the fine structure of interstitial cell in the human testis as revealed by electron microscope“. Gunma Symposia of Endocrinology, 1965: 2-17.

Young RH. „Testicle tumors - some new and a few parennial problems". Arch Pathol Lab Med. 2008; 132 (4): 548-564.

Zülow von, GGCh. „Chronik der Mecklenburgischen Familie von Zülow (mit Nachtrag)". Kiel, 1900.

8. Anhang

Zeittafel

1862	Am 11. April um 11.45 Uhr wird Friedrich Berthold Reinke als neuntes Kind des Pastors Theodor Friedrich Julius Reinke und seiner Ehefrau Elisabeth Henriette Karoline Gottfriede Juliane Reinke in Ziethen im Herzogtum Lauenburg geboren
	06. Mai: Taufe im Ratzeburger Dom. (Taufpaten: Domprobst Johannes Rußwurm aus Ratzeburg, Herrn Karl Windt aus-Woldegk, Frau Marie Johanna Georgina Theodore Dankert aus Schorrentin (Frau des Pastors aus Schorrentin) und Frau Maria von Gagern aus Neustrelitz (Frau eines Majors)).
1869	Besuch der Domschule zu Ratzeburg
1875	Besuch der Gymnasien in Neustrelitz und Rostock
1883	Abitur in Rostock
1884	Studium der Medizin in Göttingen und Rostock
1887	Studentischer Assistent unter Prof. Walther Flemming
	„ Experimentelle Untersuchungen über die Proliferation und Weiterentwicklung von Leukozyten" (Preisaufgabe)
	„Über einige Versuche mit Lysol an frischen Gewebe zur Darstellung histologischer Feinheiten
1888	„Untersuchung über die Hornhautgebilde der Säugethierhaut
1890	Staatsexamen
1891	28. März Approbation
	Dissertation *„ Untersuchungen über das Verhältnis der von Arnold beschriebenen Kernformen zur Mitose und Amitose"*
	„Untersuchungen über die menschliche Haut, im Besonderen ueber das Wachstum der Haare"
	Fortgang aus Kiel nach Zürich. Assistent bei Prof. Edwin Klebs am Pathologischen Institut der Universität Zürich. Im Anschluss an diese Assistentenzeit unternahm er eine Schiffsreise als Bordarzt nach Brasilien
1892	Niedergelassener Arzt in Dahmen Mecklenburg

1893	1. April: 1. Prosektor am Anatomischen Institut der Universität Rostock
	Venia Legendi („Zellstudien“)
	„Über einige weitere Resultate der Lysolwirkung an frischen Geweben zur Darstellung histologischer Feinheiten.“ *„Über weitere Resultate der Lysolwirkung“*
1894	Im August Ernennung zum Privatdozenten
	Habilitationschrift „*Zellstudien I. Teil*“ wird veröffentlich
1895	Im Dezember Ernennung zum kommissarischen Direktor des Anatomischen Instituts der Universität Rostock
	Veröffentlichung von „*Zellstudien II. Teil*“
	„Die japanische Methode zum Aufkleben von Paraffinschnitten.“
	„Untersuchung über das menschliche Stimmband“
	„Untersuchungen über Befruchtung und Furchung des Eies der Echinodermen.“ (Studienaufenthalt in Neapel)
1896	Reinke wird als Direktor des Instituts abgelöst. Prof. Barfurth übernimmt die Leitung am 1. April
	Veröffentlichung: *„Beiträge zur Histologie des Menschen.“* I. Teil. *„Ueber Krystalloidbildungen in den interstitiellen Zellen des menschlichen Hodens.“*
1897	„*Beiträge zur Histologie des Menschen.*“ II. Teil
	„*Ueber die funktionelle Struktur der menschlichen Stimmlippe mit besonderer Beruecksichtigung des elastischen Gewebes*“
1898	„*Ueber direkte Kernteilung und Kernschwund der menschlichen Leberzellen*“
	„*Kurzes Lehrbuch der Anatomie des Menschen für Studirende und Aertze mit genauster Beruecksichtigung der Baseler anatomischen Nomenclatur*“
1900	9. Oktober Ernennung zum außerordentlichen Professor der Medizin
	„*Ueber den mitotischen Druck: Untersuchungen an den Zellen*

	der Blutkapillaren der Salamanderlarve“
	„Zum Beweis der trajektoriellen Natur der Plasmastrahlungen. Ein Beitrag zur Mechanik der Mitose“
1901	*„Grundzüge der allgemeinen Anatomie. Zur Vorbereitung auf das Studium der Medizin nach biologischen Gesichtspunkt*“
1902	12. August Heirat mit Julie Caroline Friederike Auguste von Zülow in Kiel (19. April 1869 in Burg/Holstein, †26. Juli 1942 in Wiesbaden)
	„Die Regeneration der Linse und ihr Verhältnis zum Zweckbegriff“
1904	Kündigung durch Institutsleiter Prof. Dr. Diedrich Barfurth
	Am 02. Mai Geburt des Sohnes Hans Gebhard.
	Am 03. August Taufe in der Nikolai-Kirche zu Rostock.
1906	*„Beziehungen des Lymphdruckes zu den Erscheinungen der Regeneration und des Wachstums*“
	„Ueber die Beziehungen der Wanderzellen zu den Zellbruecken, Zellluecken und Trophospongien“
1907	Umzug nach Wiesbaden
	Erster Prosektor in den Städtischen Krankenhäusern Wiesbaden (Sektion: Pathologie, Prof. Dr. Gottlob Herxheimer)
	„Die quantitative und qualitative Wirkung der Aetherlymphe auf das Wachstum des Gehirns der Salamanderlarve“
1908	*„Durch Aether erzeugte, atypische Entwicklung des Gehirns der Salamanderlarve*“ Teil II
1913	*„Experimentelle Forschungen an Säugetieren über Erzeugung künstlicher Blastome*“
1919	12. Mai (um 13.30 Uhr) Tod Friedrich Berthold Reinkes an einem Magenkarzinom

Lebenslauf Friedrich Berthold Reinke

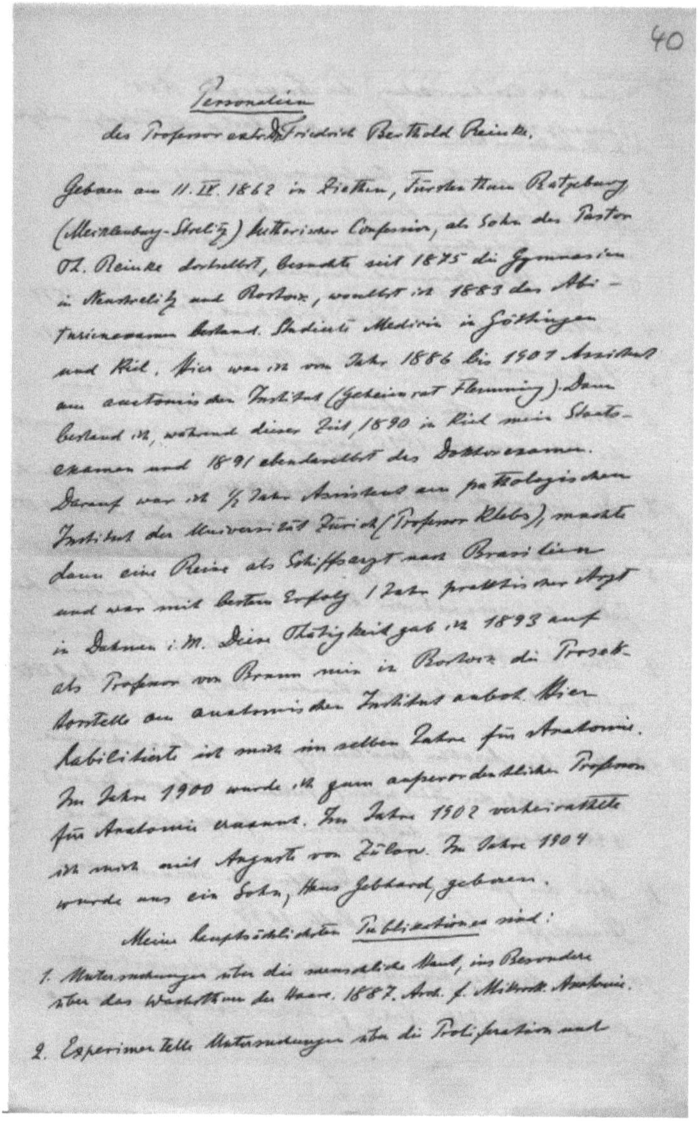

40

Personalien

des Professor extraord. Friedrich Berthold Reinke.

Geboren am 11.IX.1862 in Ziethen, Fürstenthum Ratzeburg (Mecklenburg-Strelitz) lutherischer Confession, als Sohn des Pastor Th. Reinke daselbst, besuchte seit 1875 die Gymnasien in Neustrelitz und Rostock, woselbst ich 1883 das Abiturienexamen bestand. Studierte Medicin in Göttingen und Kiel. Hier war ich von Jahr 1886 bis 1891 Assistent am anatomischen Institut (Geheimrat Flemming). Dann bestand ich, während dieser Zeit, 1890 in Kiel mein Staatsexamen und 1891 ebendaselbst das Doktorexamen. Darauf war ich ½ Jahr Assistent am pathologischen Institut der Universität Zürich (Professor Klebs), machte dann eine Reise als Schiffsarzt nach Brasilien und war mit besten Erfolg 1 Jahr praktischer Arzt in Dahmen i.M. Diese Thätigkeit gab ich 1893 auf, als Professor von Brunn mir in Rostock die Prosektorstelle am anatomischen Institut anbot. Hier habilitierte ich mich im selben Jahre für Anatomie. Im Jahre 1900 wurde ich zum außerordentlichen Professor für Anatomie ernannt. Im Jahre 1902 verheiratete ich mich mit Auguste von Zülow. Im Jahre 1904 wurde uns ein Sohn, Hans Gebhard, geboren.

Meine hauptsächlichsten Publikationen sind:

1. Untersuchungen über die menschliche Haut, ins Besondere über das Wachsthum der Haare. 1887. Arch. f. Mikrosk. Anatomie.
2. Experimentelle Untersuchungen über die Proliferation und

und Weiterentwicklung der Leucocyten. 1888.
(Preisaufgabe der Kieler Universität) Beiträge zur path. Anat. u. allg. Pathologie v. Ziegler.

3. Untersuchungen über die biologische Bedeutung der von Arnold beschriebenen Kernformen in den Zellen der Milz und ihr Verhältniß zur mitotischen und amitotischen Theilung. 1891. (Inaugural-Dissertation)

4. Zellstudien I Theil. Arch. f. Mikrosk. Anatomie. 1894

5. Zellstudien II Theil. Arch. f. Mikrosk. Anatomie 1895.

6. Untersuchung über Befruchtung und Furchung des Eies der Echinodermen. 1895. Sitzungsb. d. Akademie d. Wissensch.

7. Die japanische Methode zum Aufkleben von Paraffinschnitten Arch. f. wissenschaftl. Mikrosk. 1895

8. Über Krystalloidbildungen in den interstitiellen Zellen des menschlichen Hodens. 1896. Arch. f. mikrosk. Anat.

9. Über die Neuroglia in der weißen Substanz des Rückenmarkes des erwachsenen Menschen. Arch. f. mikrosk. Anat. 1897.

10. Über die directen Kerntheilungen und Kernschwund der menschlichen Leberzellen (Nachweis der Leberzellen Kapsel) 1898 Verhandlungen der anatomischen Gesellschaft in Kiel.

11. Über die funktionelle Struktur der menschlichen Stimmlippe. Anatomische Hefte 1897.

12. Über die trajektorielle Struktur der achromatischen Kernfiguren 1898. Archiv f. Entwickelungsmechanik.

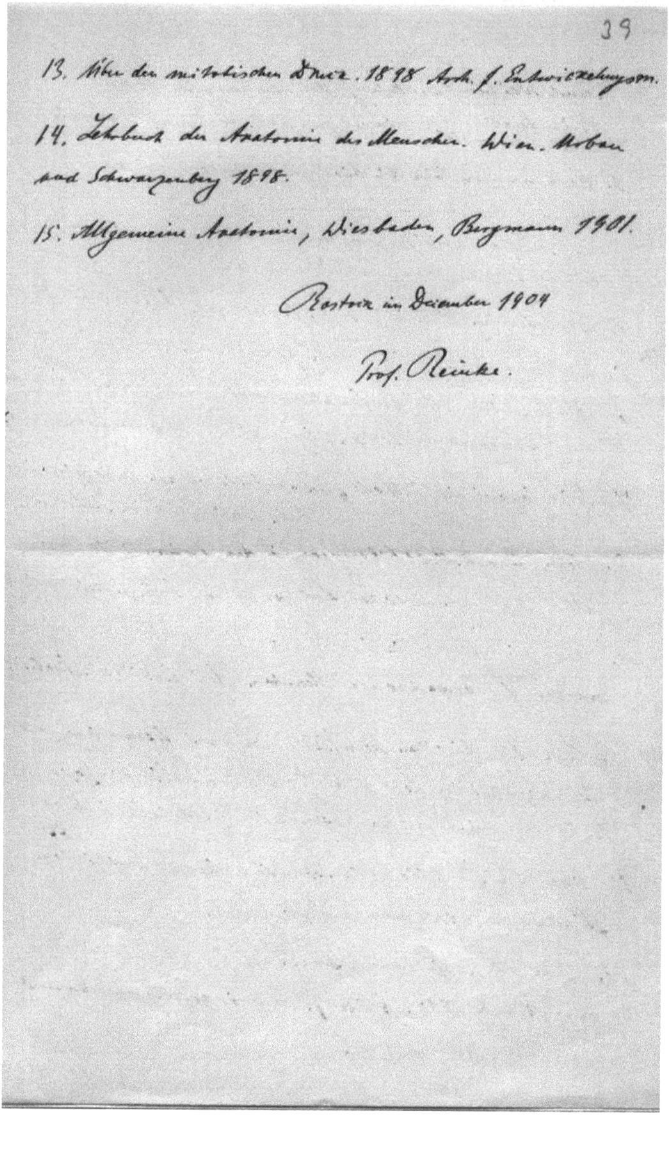

39

13. Über den mitotischen Druck. 1898 Arch. f. Entwickelungsm.

14. Lehrbuch der Anatomie des Menschen. Wien. Urban und Schwarzenberg 1898.

15. Allgemeine Anatomie, Wiesbaden, Bergmann 1901.

Rostock im December 1904

Prof. Reinke.

Abiturzeugnis

w. d. Rangers

Zeugnis der Reife

für die

Universitätsstudien

ausgestellt vom

Gymnasium der Grossen Stadtschule

zu

ROSTOCK.

Rainke, Friedrich Berthold.

Sohn des Herrn Pastor Rainke zu Kribelich bei Maldagk

geboren am 11 April 1862 zu Ziethen bei Ratzeburg

evangelisch lutherischer Confession

besuchte das Gymnasium seit Michaelis 1882

und die Prima Gymnasii seit Ostern 1881

bis Michaelis 1882 in Neustrelitz, von da die Oberprima hier.

will sich jetzt dem Studium der Medizin

widmen.

Prädicate sind: 1. **Sehr gut.** 2. **Gut.** 3. **Genügend.** 4. **Im Ganzen Genügend.** 5. **Ungenügend.** Bedeutung der Prädicate: **Sehr gut** bedeutet die höchste Auszeichnung; **Gut** das **Mass** von Kenntnissen und Leistungen, welches ein Schüler nur mittlerer Fähigkeiten im Schulcursus erreichen **kann; Genügend** das Mass, welches von einem solchen noch gefordert werden muss. **„Im Ganzen Genügend"** wird gegeben, wenn die Leistungen noch nahe an „Genügend" heranreichen. Was darunter ist heisst Ungenügend. Für das **Betragen** gilt als höchstes Prädicat: **Lobenswerth,** als 2tes **Gut,** den nothwendigsten Forderungen entspricht **Befriedigend.**

Schriftliche Beurteilung der mündlichen Abiturprüfung

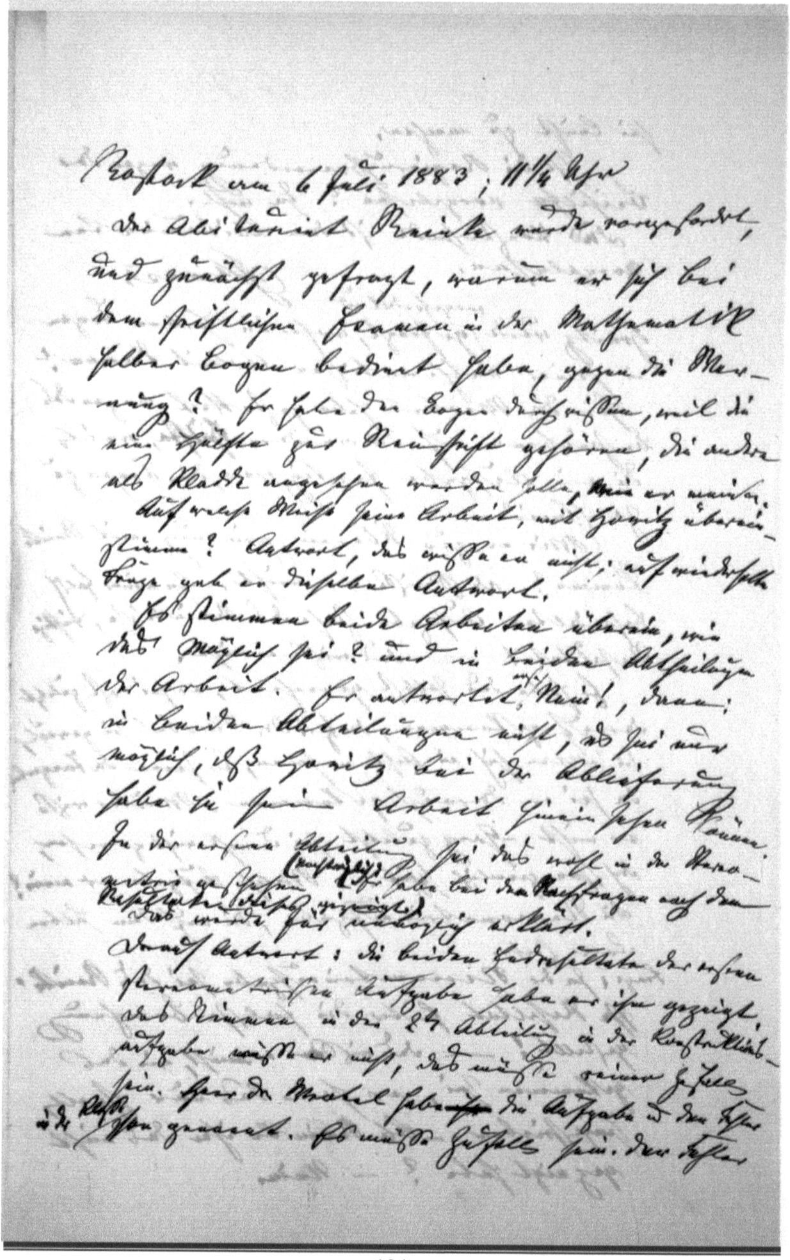

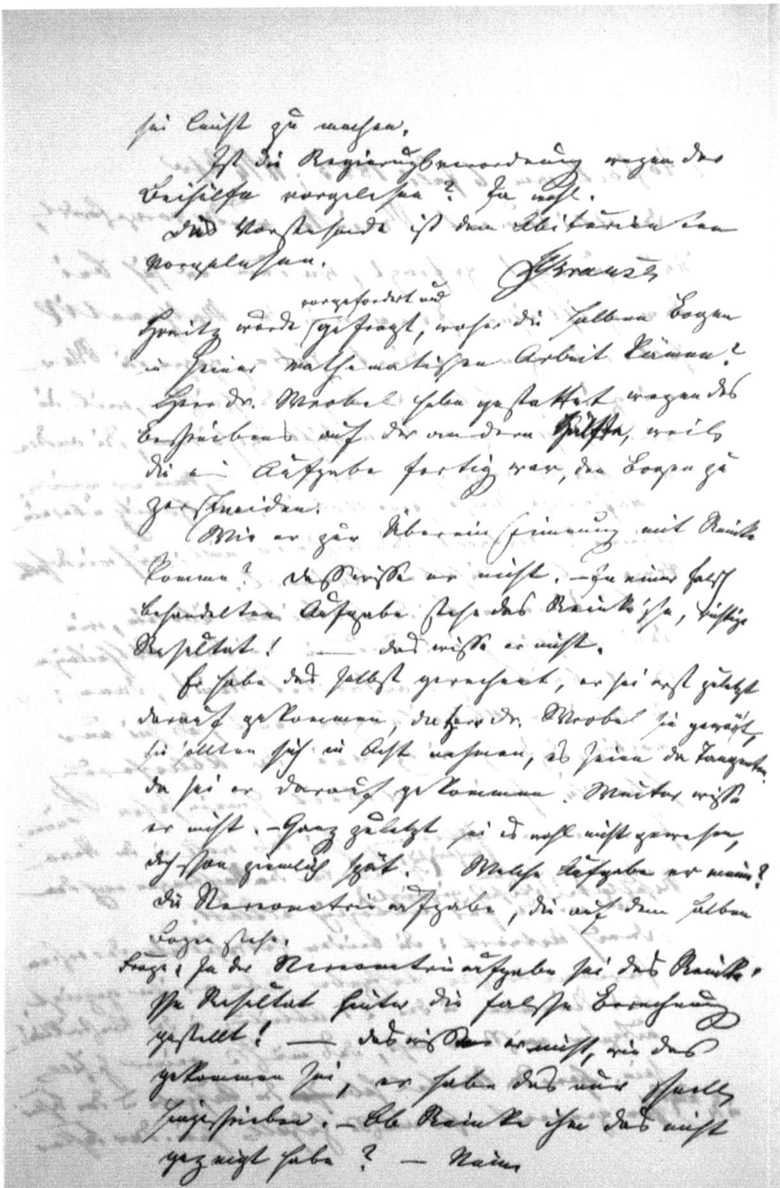

sich Luft zu machen.

Ist die Regierungsverordnung wegen der Beihülfe vorgelesen? Ja, noch.

Das Vorstehende ist den Mitbeamten vorgelesen.

Krause

Schmitz wurde vorgefordert und gefragt, woher die selben Bogen in seiner mathematischen Arbeit kämen? Herr Dr. Mrobel habe gestattet wegen des Beschreibens auf der andern Hälfte, weil die eine Aufgabe fertig war, den Bogen zu zerschneiden.

Wie er zur Übereinstimmung mit Reinke komme? das wisse er nicht. – In einer falsch behandelten Aufgabe stehe das Reinkesche, richtige Resultat! — das wisse er nicht.

Er habe das selbst gemacht, er sei erst zuletzt darauf gekommen, da Herr Dr. Mrobel zu gerathen, sie sollten sich in Acht nehmen, ob seien die Tangenten, da sei er darauf gekommen. Weiter wisse er nicht. – Ganz zuletzt sei es noch nicht gewesen, doch schon ziemlich spät. Welche Aufgabe es war? Die Trigonometrieaufgabe, die auf dem selben Bogen stehe.

Frage: In der Trigonometrieaufgabe sei das Reinkesche Resultat hinter die falsche Berechnung gestellt! — das wisse er nicht, wie das gekommen sei, er habe das nur schnell hingeschrieben. – Ob Reinke ihm das nicht gezeigt habe? – Nein

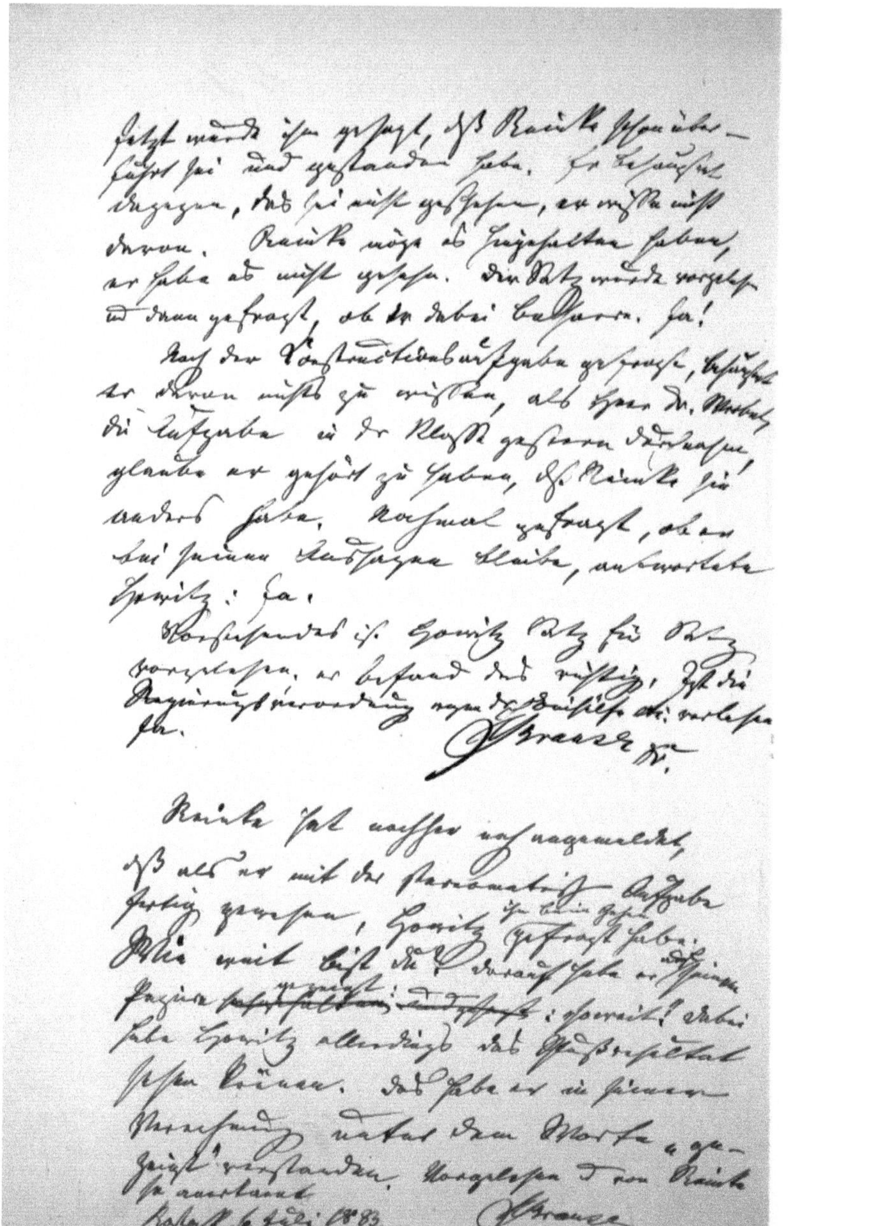

setzt wurde ihm gesagt, daß Rainke schon überführt sei und gestanden habe. Er behauptet
dagegen, daß sie nicht geschehen, er wüßte nicht
davon. Rainke möge es zugegeben haben,
er habe es nicht gesehen. Der Satz wurde vorgelesen
und dann gefragt, ob er dabei beharre. Ja!

Nach der Konstruktionsaufgabe gefragt, behauptet
er davon nichts zu wissen, als Herr Dr. [illegible]
die Aufgabe in der Klasse gestern durchsah,
glaube er gehört zu haben, daß Rainke sie
anders habe. Nochmal gefragt, ob er
bei seinen Aussagen bleibe, antwortete
Horitz: Ja.

Vorstehendes ist Horitz Satz für Satz
vorgelesen, er befand es richtig, zumal die
Regierungsverordnung wegen der Aufsicht ihm vorgelesen
sei.

G. Krause Dr.

Rainke hat nachher noch angemeldet,
daß als er mit der stereometrischen Aufgabe
fertig gewesen, Horitz ihn leise gefragt habe:
Wie weit bist du? darauf habe er mit seinem
Finger ~~[illegible]~~ gezeigt ~~[illegible]~~: [illegible]! Dabei
habe Horitz allerdings das Schlußresultat
sehen können. Das habe er in seiner
Vernehmung unter dem Worte „gezeigt" verstanden. Vorgelesen u. von Rainke
so anerkannt

Kassel 6 Juli 1883. G. Krause

Protokoll der Antrittsvorleseung

7 10 Okt.

Abschrift. erl. 10.11.00.

25

Missive: 10 von ~~1900~~/1901

Intimirt: Einführung des Herrn außerordentlichen Professors Dr. Reinke

Protocollum

gehalten Rostock in loco Concilii Reverendi

am Mittwoch, den 7. November 1900, 6 Uhr,

in Gegenwart

Sr. Magnificenz des Herrn Rectors Professors Dr. Langendorff

sowie

der Herren Conciliaren, Professoren, Doctoren:

Gomm. Thierfelder. Schirrmacher. Gmk. Schatz. Zorf. Rost. Schulze. Noesgen. Kobert. Hashagen. Barfurth. Walther. Martius. Pfeiffer. Ehrenberg. Kern. Geffcken

v. U.

Nach Verlesung der Bestallung vom 9. October d. J. liessen seine Magnificenz den Herrn Professor Dr. Reinke den in der Anlage

A

enthaltenen Eid vollziehen und körperlich ableisten, nachdem derselbe vorher gemäss § 7 der Universitäts-Statuten mittelst Handschlag verpflichtet war auf die gewissenhafte Beobachtung der Satzungen und der sonstigen die Universität betreffenden, ~~für die Conciliaren normirenden~~ Vorschriften, sowie auch darauf, dass er das Beste der Universität und der damit verbundenen Institute nach Kräften fördern wolle.

Sodann übergaben Seine Magnificenz dem neu ernannten Herrn Professor die Landesherrliche Bestallung, ~~das Receptionspatent über seine Aufnahme in das hiesige academische Concilium~~, eine Kapsel mit den Statuten und Ordnungen der Universität. ~~und einen Schlüssel zu den Conceilsmappen.~~

Nunmehr leistete der unterschriebene Secretair den üblichen Handschlag zum Zeichen des Amtsgehorsams.

Vorlesungsverzeichnis

VERZEICHNIS

der

Vorlesungen,

welche an der

Landesuniversität Rostock

im

Wintersemester 1903/1904

vom 15. Oktober 1903 bis 15. März 1904

gehalten werden.

Rostock.

Universitäts-Buchdruckerei von Adlers Erben, G. m. b. H.

1903.

14

Medizinische Wissenschaften.

Geschichte der Medizin.

Geschichte der Medizin und der Pharmazie von der römischen Kaiserzeit an. Professor *Kobert*. 1stündig.
Die Entwicklung der modernen Medizin. Professor *Martius*. 1stündig.

Anatomie.

Systematische Anatomie, I. Teil. Professor *Barfurth*. 6stündig.
Sezierübungen. Derselbe (gemeinsam mit Professor *Reinke*). 30stündig.
Topographische Anatomie. Derselbe. 3stündig.
Selbständige Arbeiten für Vorgeschrittenere. Derselbe.
Knochen- und Bänderlehre. Professor *Reinke*. 3stündig.
Allgemeine Anatomie. Derselbe. 2stündig.

Physiologie.

Physiologie, I. Teil (animale Funktionen). Professor *Langendorff*. 6stündig.
Physiologisches Praktikum. Derselbe. 4stündig.
Arbeiten im physiologischen Institut. Derselbe. Täglich.
Physiologisches Kolloquium. Derselbe (gemeinsam mit Dr *Müller*). 1stündig.
Allgemeine Physiologie. Dr. *Müller*. 2stündig.
Physiologie des allgemeinen Stoffwechsels und der Ernährung. Derselbe. 1stündig.

Hygiene.

Vorträge über Hygiene (Fortsetzung). Professor *Pfeiffer*. 3stündig.
Kursus der hygienischen Untersuchungsmethoden. Derselbe. 4stündig.
Übungen in der Untersuchung von Nahrungsmitteln etc. Derselbe. 6stündig.
Arbeiten im Laboratorium. Derselbe. Täglich.

Allgemeine Pathologie und pathologische Anatomie.

Allgemeine pathologische Anatomie, (progressive Gewebsveränderungen, allgemeine Ätiologie etc.) Professor *Thierfelder*. 6stündig.
Ausgewählte Kapitel der physiologischen und pathologischen Chemie. Professor *Kobert*. 2stündig.
Pathologisch-histologischer Demonstrationskursus, verbunden mit Sezierübungen. Professor *A. Thierfelder*. 4½stündig.
Bakteriologisch-diagnostischer Kursus. Derselbe. 4stündig.
Leitung von Arbeiten Geübterer im pathologischen Institut. Derselbe gemeinsam mit Privatdozent Dr. *Ricker*. Täglich Vormittags.
Diagnostischer Kursus der pathologischen Anatomie und Histologie, dazu Übungen im Beschreiben von Leichenteilen. Dr. *Ricker*. 4½stündig.
Spezielle pathologische Anatomie, Niere und Harnwege. Derselbe. 1½stündig.

Diganostik, Therapie.

Kursus der Perkussion und Auskultation. Dr. *Kühn*. 2stündig.
Poliklinik der Kinderkrankheiten. Derselbe. 2stündig.
Pharmakotherapie. Professor *Kobert*. 4stündig.
Übungen in pharmakologischen und toxikologischen Untersuchungen. Derselbe. Täglich von 9–6 Uhr.

Verordnungslehre.

Verordnungslehre und Übungen im Rezeptieren. Professor *Kobert*. 2stündig.

21

nach Tagesstunden.

Medizinische Fakultät.	Philosophische Fakultät.	Stunden
		7—8
Schatz, Gynäkologische Klinik. — Mo. Mi. Do. So. *Schatz*, Gynäkologische Poliklinik. — Di. Fr. *A. Thierfelder*, Allgemeine pathol. Anatomie II. Täglich. *Barfurth*, Secierübungen. — Täglich von 8—1 Uhr mit Professor *Reinke*.	*Seeliger*, Zoologisches Praktikum. — Täglich von 8—6 Uhr. *Kern*, Leben und Werk des Herodot — Mo. Di. Do. Fr. *Kern*, Catullus. — Mi. *Heinrich*, Agrikulturchemisches Praktikum. — Täglich von 8—4 Uhr. *Stoermer*, Gerichtliche Chemie. — Di. Fr.	8—9
A. Thierfelder, Leitung der Arbeiten Geübterer im pathologischen Institut. — Täglich von 9 Uhr ab, mit Dr. *Ricker*. *Langendorff*, Physiologie I. — Täglich. *Kobert*, Übungen in physiolog.-chemischen u. s. w. Untersuchungen. — Täglich von 9—2 Uhr und von 3—6 Uhr. *Pfeiffer*, Arbeiten im Laboratorium. — Mo. bis So. von 9—1 Uhr. *Müller*, Chirurgische Klinik. — Täglich ausser So. von 9—10½ Uhr. *Müller*, Praktischer Kursus der Antiseptik, mit Dr. *Ehrich*. — So.	*Matthiessen*, Kleines physikal. Praktikum. — Mo. Fr. v 9—12 Uhr. *Matthiessen*, Grosses physikalisches Praktikum. — Täglich. *Geinitz*, Mineralogie. — Mo. Di. Mi. Do. Fr. So. *Falkenberg*, Systematische Botanik. — Mo. Di. Mi. Do. Fr. *Falkenberg*, Mikroskopischer Kursus f. Anfänger. — So. von 9—1 Uhr. *Falkenberg*, Anleitung zu wissenschaftl. Arbeiten. — Täglich von 9—6 Uhr. *Michaelis*, Grosses chemisches Praktikum. — Montag bis Freitag von 9—6 Uhr. *Michaelis*, Übungen für Nahrungsmittel-Chemiker. — So. von 9—1 Uhr. *Golther*, Deutsche Literaturgeschichte. — Mo. Di. Do. Fr. *Golther*, Tristan und Isolde. — Mi. So. *Ehrenberg*, Volkswirtschaftslehre I. — Mo. Di. Mi. Do. *Kern*, Catullus. — Mi. *Wachsmuth*, Potentialtheorie. — Di. Mi. Do.	9—10

Auszüge aus der Personalakte

Anlage 1. Abschrift! 6r

Rostock, den 30. Juni 1904.

Sehr geehrter Herr Kollege!

Hierdurch beehre ich mich Jhnen mitzuteilen, dass ich Jhnen die bisher von Jhnen bekleidete Assistentenstelle eines Prosektors am anatomischen Jnstitut zum 1. Oktober d. J. kündige. Jch bin dazu durch die Erfahrung veranlasst, dass Sie zu mir, als Jnstitutsdirektor, und auch zu den Arbeiten des Jnstituts die richtige Stellung nicht mehr einnehmen.

Bei einer Auseinandersetzung im April c. über ein Versehen in der Jnstitutsbibliothek, deren Verwaltung ich Jhnen übertragen hatte, riefen Sie mir in höchster Aufregung fast unvermittelt zu: „Jch verbitte mir, dass Sie ausserhalb des Jnstituts das Gerücht verbreiten, Sie wären mein Vorgesetzter! Vorgesetzter ist ein militärischer Begriff! Sie sind Direktor und ich bin Prosektor am anatomischen Jnstitut, wir sind also Kollegen, Herr Professor Barfurth!" Sehe ich von dem Ton dieser Aeusserung ab, so widerspricht Jhre Anschauung der Tatsache, dass die Prosektorstelle gemäss Ministerial-Verfügung vom 1. Juni 1878 in eine Assistentenstelle umgewandelt ist. Jn allen deutschen Universitäts-Jnstituten sind aber die Assistenten - wie übrigens auch die Prosektoren - dem Direktor unterstellt.

Dass aber diese Aeusserung nicht lediglich ein unbesonnener Akt der Erregung war, geht aus Jhrem Verhalten im Jnstitut hervor. Sie binden sich nicht an die von mir festgesetzte Arbeitszeit, sondern kommen und gehen, wann Sie wollen. Einem mündlichen Urlaubsgesuch im Beginn dieses Semesters gaben Sie die Form: „Da ich in den nächsten Tagen nicht ins Jnstitut kommen werde ...." und Anfangs Juni gingen Sie eines Morgens 9½ Uhr mit dem Hut auf

dem

dem Kopfe im Jnstitut an mir vorüber, ohne zu grüssen, so dass ich Jhnen „guten Morgen!" zurief. Soweit dürfen Menschen unserer Kreise nicht gehen, auch wenn zwischen ihnen eine Spannung besteht. Jndessen würde ich selbst ein solches Auftreten eines Assistenten milder beurteilen, wenn er durch eifrige Arbeit für das Jnstitut Verdienste erworben hätte. Aber auch das trifft bei Jhnen nicht zu.

Als ich Jhnen nach unserer Auseinandersetzung Mitte April zwei menschliche Foetus zur Jnjektion überwiesen hatte, traten Sie in mein Zimmer mit der Erklärung. Sie hätten allerdings für „Jnjizieren und Etiquettieren" kein Jnteresse, und stellten mir darauf Jhr Gehalt als Prosektor zur Verfügung, um mir einen Assistenten zu halten. Als ich dieses Anerbieten ablehnte, weil Jeder die grossen und kleinen Pflichten seiner Stellung selber erfüllen muss, sahen Sie darin nur einen Mangel an Elastizität meinerseits. Es ist aber allerdings meine Ueberzeugung, dass wir nicht nur als Forscher und Lehrer zu wirken haben, sondern dass wir als Angestellte eines Universitäts-Jnstituts auch „injizieren und etiquettieren" müssen, wenn im Jnstitut Ordnung und nicht Unordnung herrschen soll. So sind z.B. die beiden Foetus, deren Jnjektion und Konservierung ich Jhnen anvertraut hatte, vollständig verdorben. Das hätte sich bei Anwendung grösserer Sorgfalt vermeiden lassen, denn die Objekte waren bei der Einlieferung gut erhalten und die Temperatur jener Tage war niedrig. Auf diese Weise hat das Jnstitut, welches beständig mit Materialmangel zu kämpfen hat, einen empfindlichen Verlust erlitten. Zeuge für diese Tatsache ist der Anatomiediener Göllnitz. Jhre Abneigung gegen das Etiquettieren aber hat in einem Falle, der mir in diesem Semester zur Kenntnis kam, bedenklichere Folgen gehabt.

Als Sie im Mai d.J. wegen Krankheit zwei Wochen lang nicht ins Jnstitut kommen konnten und ich deshalb gezwungen war, die Präparate für den mikroskopischen Kursus, deren Vorbereitung nach unserem Uebereinkommen sonst Jhnen zukommt, selber zu schneiden, fand

66

fand ich zu meiner unangenehmen Ueberraschung, dass alle Präparatenblöcke in sechs grossen Gläsern zusammen untergebracht waren und dass von den 5 - 600 Präparaten kaum 30, und diese ganz unvollständig, bezeichnet waren. Joh habe 14 Arbeitstage meines Lebens verloren, um mit Hülfe des stud.med.E. Witt, der in dieser Angelegenheit als Zeuge dienen kann, durch Probeschnitte von den unsortierten Präparaten ihre Natur zu bestimmen und damit das nötigste Material für den mikroskopischen Unterricht des laufenden Semesters zu gewinnen.

Abgesehen davon stehe ich nach dieser Beobachtung vor der unerfreulichen Tatsache, dass wir seit Jahren im mikroskopischen Kursus eine Anzahl der ausgegebenen Präparate mit unsichern und ungenauen Bezeichnungen versehen haben. Denn wenn man auch an den Schnitten mit genügender Sicherheit das Organ, dem der Schnitt entstammt, bestimmen kann, so lässt sich doch in manchen Fällen nicht sicher angeben, welcher Species das betreffende Organ entnommen und wie es konserviert wurde. Diese Geschäftsführung entspricht nicht den Grundsätzen, denen die Deutschen Universitäts-Jnstitute ihr Ansehen verdanken, und veranlasst mich ein ferneres Zusammenwirken mit Jhnen in Kursen abzulehnen.

Nachdem ich Sie auf das Unzulässige dieser Praxis hingewiesen hatte, traten Sie etwa 14 Tage später in mein Zimmer und beschwerten sich, dass ich Präparate aus Jhrer (!) Sammlung genommen hätte; der Anstand hätte verlangt, dass ich Jhnen davon Mitteilung gemacht hätte; und nach einer Zwischenbemerkung meinerseits fügten Sie hinzu: das spräche für meine Gesinnung. Diese herausfordernde Beleidigung wiegt um so schwerer, als Sie in keiner Weise von mir gereizt waren; ich habe mich aber begnügt Sie auf das Ungehörige Jhres Auftretens hinzuweisen und Sie darauf aufmerksam zu machen, dass ich keine Präparate aus „Jhrer" Sammlung, sondern aus der des anatomischen Jnstituts genommen hätte; über das Material des Jnstituts verfüge aber in erster Linie der Direktor, der hier das Jnteresse des Jnstituts und des

Un-

Unterrichts wahrzunehmen hatte.

Wenn ich im Vorstehenden nur einige Beispiele Jhrer Arbeiten im Jnstitut aus der jüngsten Zeit angeführt habe, so geschah es, um an einigen konkreten Fällen zu zeigen, dass Jhnen in der Tat das Jnteresse an der notwendigen Tagesarbeit des Jnstituts und das für diese Arbeit notwendige Mass von Sorgfalt fehlt. Jch habe das zu meinem Schaden erfahren, denn ich habe seit vielen Jahren einen grossen Teil der Prosektorarbeit übernehmen und dadurch meine eigene wissenschaftliche Tätigkeit beeinträchtigen müssen. Bis vor kurzer Zeit habe ich das aus Rücksicht auf Jhre Lage ertragen. Sie waren literarisch tätig, um sich, wie Sie mir sagten, für das Alter etwas zurückzulegen, und ich habe deshalb diese Tätigkeit in keiner Weise gehindert. Jch habe eine in den letzten Jahren öfter beabsichtigte, auch wiederholt Jhnen angedrohte Kündigung nicht ausgeführt aus Rücksicht auf Jhre Mittellosigkeit. Nachdem Sie aber durch Jhre Verheiratung so wohlhabend geworden sind, dass Sie mir Jhr Gehalt als Prosektor zur Verfügung stellen konnten, um mir einen Assistenten für die kleinen Jnstitutsarbeiten zu halten, fällt diese Rücksicht weg.

Das sind die Gründe, die mich zur Kündigung veranlassen.

Sollten Sie nach Niederlegung der Assistentenstelle in Rostock bleiben wollen, so bin ich bereit Jhnen unter bestimmten Bedingungen eine Lehrtätigkeit zu ermöglichen und mitzuwirken, dass Sie Gelegenheit zu wissenschaftlichen Arbeiten bekommen. Jch bemerke aber hier schon, dass ich Jhnen die Beteiligung an der Leitung der Präparierübungen und des mikroskopischen Kursus nicht mehr gewähren kann und dass Sie sich auf einige theoretische Vorlesungen beschränken müssen. Da Sie zwar berechtigt sind Vorlesungen auf dem Gebiet der Anatomie zu halten, aber keinen Lehrauftrag haben, der Lehrauftrag für Anatomie vielmehr mir allein zugewiesen ist, so sehe ich einem Gesuche Jhrerseits auf Ueberweisung von Vorlesungen durch mich entgegen. Ebenso stelle ich Jhnen mit Bezugnahme auf das Ministerial-Reskript vom 10. Dezember 1896 (Nr. 10381a) anlässlich des ähnlichen Falles

Luharsch

65

Lubarsch anheim, um Jhre Zulassung zu den Einrichtungen des Jnstituts nach Massgabe des Bedürfnisses zu bitten. Es würde sich also dabei wesentlich um Benutzung des Auditoriums, der Sammlung und der Mikroskope für Jhre Vorlesungen handeln.

Was Jhre wissenschaftliche Arbeit anbetrifft, so hat das Grossherzogliche Ministerium (15. Februar 1897, J Nr. 1833) in dem Falle Lubarsch Anstand genommen zu verfügen, dass demselben dauernd und allgemein für seine Arbeiten ein abgesondertes Zimmer im Jnstitut eingeräumt werde. Und da auch tatsächlich im anatomischen Jnstitut kein Zimmer frei ist, so kann ich Jhnen keinen Arbeitsraum gewähren. Jch muss es Jhnen daher überlassen um Ueberweisung eines Arbeitsplatzes, etwa im Vorbereitungszimmer des Spektatoriums des medizinischen Jnstituts, beim Grossherzoglichen Ministerium durch Vermittelung des Vizekanzellariats der Universität zu bitten.

Dem Grossherzoglichen Ministerium und der medizinischen Fakultät werde ich über die Angelegenheit berichten.

Hochachtungsvoll ergebenst.

Barfurth.

Direktor des anatomischen Jnstituts.

An

den Prosektor am anatomischen Institut,

Herrn Prof. Dr. Reinke

Hochwohlgeboren

in

Rostock.

— 15

Rostock, Kaiser Wilhelmstr. 28. d. 11. Juni 1906.

43

An das hohe Großherzogliche ~~Justiz~~ ministerium, Abteilung für Unterrichtsangelegenheiten, in Schwerin.

Nachdem ich seit 2 Jahren den mir zum wissenschaftlichen Arbeiten angewiesenen Raum im physiologischen Institut mit eigenen Mitteln habe heizen und reinigen lassen, auch die innere Ausstattung aus eigener Tasche bestritten habe, selbst aber außer den sehr geringen studentischen Honorar als vereidigter, außerordentlicher Professor nicht das geringste Gehalt oder irgendwelche Remuneration beziehe, so stelle ich jetzt den Antrag mit der gehorsamsten Bitte mir künftighin die Kosten für Heizung und Aufwartung meines Arbeitsraumes bewilligen zu wollen.

Die Kosten der Aufwartung betragen jährlich 50 Mk, die Heizung 62 Mk, zusammen 112 Mk.

Gehorsamst

a. o. Professor Dr. med. Fr. Reinke

Bureau des
Vizekanzellariats
der Universität.

Eingeg. d. 12. XI. 07

Rostock, den 8. Novbr. 1907

72

Hochgeehrter Herr Professor!

Im Auftrage des Herrn Ministers [illegible] erlaube ich mir, Ihnen beifolgend den Bericht des Herrn Professor Dr. Barfurth vom 20. vor. Mts. nebst 3 Anlagen mit [illegible] Ersuchen zurückzugeben.

Ew. Hochwohlgeboren

ganz ergebenster

[illegible]

84

Vize-Kanzellariat 29 / Mz Rostock, den 2. Oktober 1911.
der
Universität.

J. Nr. 1056.

R. S. Min. Erl. vom 28. Septbr 1911 — 24760 — betr. ein Gesuch des Professors Dr. Reincke in Wiesbaden um Verlängerung des ihm erteilten Urlaubs bis zum 1. Oktober 1912

Rostock, den 3 Oktober 1911.

m. R. an den Herrn Dekan der medizinischen Fakultät zur gefälligen Äußerung.

Burchard

J. N. 1099. ... 17/10 11

Bei Rückgabe der Schriftstücke [29] nebst Anlage beehre ich mich dem Vizekanzellariate mitzuteilen, daß die Fakultät geneigt ist, das Gesuch des Herrn Professor Dr. Reincke um weiteren Urlaub bis zum 1. Oktober 1912 zu befürworten.

Rostock, 12. Oktober 1911 Pfeiffer, d. Z. Dekan.

Rostock, den 14 Oktober 1911.

Schriftl. Rückgabe der Anlage an das Ministerium mit dem Bemerken, daß sich keine Bedenken gegen die Verlängerung des Urlaubs des Professors Dr. Reincke bis zum 1 Oktober 1912 ergeben, welche auch von der medizinischen Fakultät befürwortet wird.

abges. 17/10 11 ... B

101

Vize-Kanzellariat 35 der Universität. Rostock, den 24. Dezember 1913.

J. Nr. 162a

A. d. Min.-Schr. v. 22. Dezbr 1913 – I U 20979 – betr. ein Gesuch des o. ö. Professors Dr. Reinke, z. Zt. in Wiesbaden um Verlängerung seines Urlaubs.

Rostock, den 24 Dezember 1913

Ich bitte um eine gefällige Auskunft darüber, ob der ordentliche Professor Dr. Reinke, z. Z. in Wiesbaden, der Professorenwitwenkasse als Mitglied angehört.

An
den Vorsitzenden der Professorenwitwenkasse
Herrn Geheimen Konsistorialrat
Professor D. Schulze
hier.

Rostock den 27 Dezember 1913

U.R. mit der Anlage an den Herrn Rektor der Universität zurück mit der ergebenen Anzeige, daß der Professor Dr. Reinke nicht der Witwenkasse angehört.

Buttke

Urschr. zurück, da das Schreiben mit der Abschrift des Rektoratsschreibens ... abgesandt worden.
Rostock 11. I. 14

(37)

Medizinische Fakultät.

J. N. 53. pr. 12/1 14.

Rostock, den 9. Januar 1914.

103

Dem Vizekanzellariat teile ich nach Beratung der Angelegenheit des Professor E. v. Reinke in Wiesbaden im Folgenden die Auffassung der medizinischen Fakultät mit:

Da Professor Reinke, obwohl ihm bekannt gegeben war, dass sein Urlaub nicht länger als bis zum 1. Oktober 1913 bewilligt werden könne, weder Vorlesungen angekündigt hat, noch um seine Entlassung eingekommen war, auch nicht rechtzeitig um Entbindung von der Verpflichtung, Vorlesungen zu halten, gebeten hat, so könnte ja wohl die Entlassung auf dem Disziplinarwege seitens der Regierung erfolgen. Da es sich um ein unbesoldetes Extraordinariat ohne Lehrauftrag bei Professor Reinke handelt, dürfte wohl eine mildere Auffassung angezeigt werden. Es wäre bei der jetzigen Lage der Sache ratsam, wenn Professor Reinke aufgefordert würde, entweder zum nächsten Semester seine Entlassung nachzusuchen oder zurückzukehren und

An das Vizekanzellariat der Universität

hier

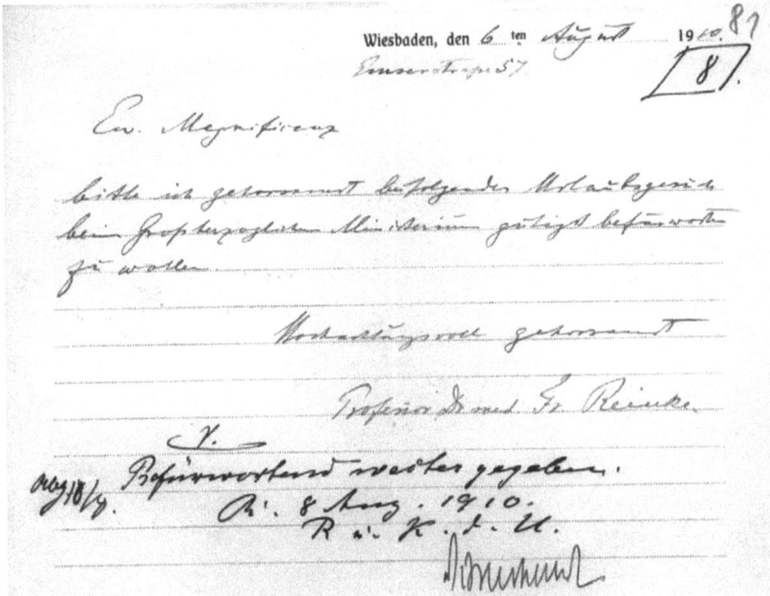
Wiesbaden, den 6ten August 1910. 87

Emserstraße 57 [8].

Ew. Magnifizenz

bitte ich gehorsamst beifolgendes Urlaubsgesuch beim Großherzoglichen Ministerium gütigst befürworten zu wollen.

Hochachtungsvoll gehorsamst

Professor Dr. med. Fr. Reinke

V.

Befürwortend weiter gegeben.

R. 8 Aug. 1910.

R. d. K. L. U.

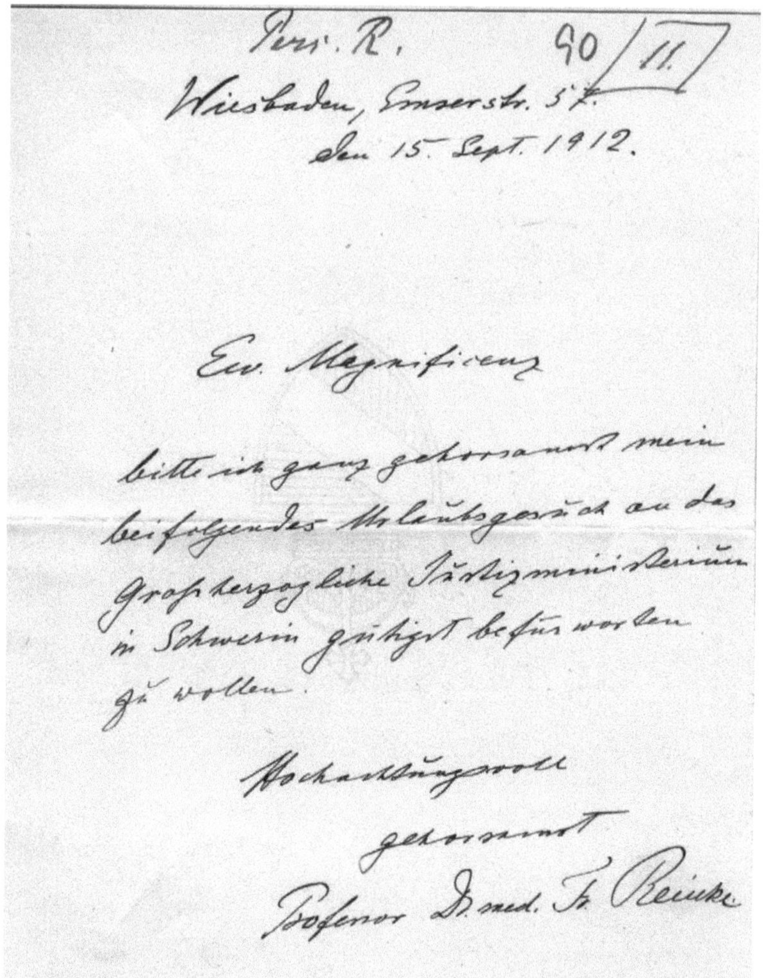

Pers. R. 90/11.

Wiesbaden, Emserstr. 57.
den 15. Sept. 1912.

Ew. Magnificenz

bitte ich ganz gehorsamst mein
beifolgendes Urlaubsgesuch an das
Großherzogliche Justizministerium
in Schwerin gütigst befür worten
zu wollen.

Hochachtungsvoll
gehorsamst
Professor Dr. med. Fr. Reinke

104

Vize-Kanzellariat der Universität.

38

Rostock, den 15 Januar 1914.

J. Nr. 53.

Ber.ad Minist.

Betr.ein Gesuch des ausserordentlichen Professors Dr. Reinke z.Z.in Wiesbaden,um Entbindung von der Verpflichtung,Vorlesungen zu halten.

Auf die K.H.Verf.v.22 Dezember v.J.,G.N.30979.

Mit zwei Anlagen.

Ueber das wiederangeschlossene Gesuch des Professors Dr. Reinke habe ich die gleichfalls beigefügte Aeusserung der medizinischen Fakultät erfordert und bemerke zu dieser Angelegenheit folgendes.

Der Professor Reinke ist mit seiner Familie im Jahre 1906 nach Wiesbaden verzogen,ist aber noch Eigentümer eines hier an der Kaiser Wilhelmstrasse belegenen Hauses.Mitglied der Professorenwitwenkasse ist er nicht.Die Vorteile,welche die Gewährung des jetzt von ihm gestellten Gesuches für ihn im Gefolge haben würde,bestehen abgesehen von der Fortdauer seiner Zugehörigkeit zu dem Lehrkörper der hiesigen Universität ~~darin,~~ in der Aufrechterhaltung seiner sowie seiner etwaigen Witwe Exemtion von der städtischen Juridiction für den Fall einer Rückkehr nach Rostock sowie in der Befreiung seines Sohnes von der Verpflichtung zur Zahlung von Vorlesungshonoraren,falls dieser in Rostock studieren sollte.Seine von der medizinischen Fakultät veranlasste Streichung aus den „Listen der Universität", die in der Fortlassung seines Namens in den Vorlesungsverzeichnissen sowie in dem offiziellen Verzeichnis der Behörden u.s.w.der Universität Rostock in die Erscheinung ~~trat,~~ getreten ist, ist jedenfalls verfrüht erfolgt,und wurde durch das Reskript vom 31 Oktober 1912,durch welches sein Urlaub noch einmal und zwar bis zum 1 Oktober 1913 verlängert wurde,allein noch nicht gerechtfertigt.Zu einer Entlassung im Disziplinarwege hat sein bisheriges Verhalten ~~noch~~ keinen Grund gegeben,zumal er im letzten Sommer,also noch vor Ablauf seines Urlaubs, hier gewesen ist und bei dieser Gelegenheit erfuhr, dass er aus den Listen der Universität gestrichen sei.

Im übrigen ist zu berücksichtigen, dass seine Zugehörigkeit zu dem akademischen Lehrkörper als eines ausserordentlichen Professors in der medizinischen Fakultät ohne Gehalt und ohne Lehrauftrag an sich nur eine lose war und sich sachlich von der Stellung eines Privatdozenten kaum unterschied, und der Fall des verstorbenen Professor Gies, auf den er sich beruft, kann aus den von der Fakultät hervorgehobenen Gründen nicht zu seinen Gunsten herangezogen werden. Ich bin daher mit der Fakultät der Meinung, dass keine ausreichenden Gründe vorliegen, um dem Antrage des Professor Reinke Folge zu geben. Auch die Universität hat kein Interesse daran, seine Zugehörigkeit zu dem academischen Lehrkörper noch ferner aufrechtzuerhalten, es würden vielmehr Schwierigkeiten verschiedener Art entstehen, wenn Professor Reinke hieher zurückkehren und seine frühere Lehrtätigkeit wieder aufnehmen wollte. Tatsächlich ist sein Fortgang von Rostock und die Aufgabe seiner akademischen Tätigkeit im Jahre 1908 als ~~eine~~ definitiv erfolgt zu betrachten und die Einrichtung der dauernden Entbindung von der Verpflichtung Vorlesungen zu halten, die bei durch Alter oder Krankheit dienstunfähig gewordenen Professoren an Stelle einer Pensionierung tritt, passt für den vorliegenden Fall überhaupt nicht.

Aus diesen Gründen bitte ich, dem Professor Reinke zu antworten, dass seinem jetzigen Antrage nicht Folge gegeben werden könne und seinem Antrage auf Entlassung aus der ihm übertragenen ausserordentlichen Professur entgegengesehen werde. Zugleich bitte ich, den Rektor darauf hinzuweisen, dass die verfügte Streichung des Professor Reinke aus den Listen der Universität verfrüht erfolgt sei.

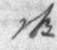

Zeitungsausschnitt

1a

22

* [Dr. Friedrich Reinke,] welcher, wie schon gemeldet, zum außerordentlichen Professor befördert worden ist, ist — so lesen wir in der „Voss. Ztg." — vom Fach Anatom. Er bildete sich in seiner Wissenschaft vornehmlich unter der Leitung Walther Flemming's aus. Im Sinne seines Lehrers, dem man die wesentlichsten neueren Aufschlüsse über die Umbildungen des Zellkernes verdankt, machte Reinke die Erforschung des Wachsthums und Lebens der thierischen Zelle zu seiner Sonderaufgabe. Weiterhin bemühte er sich neues Material dafür beizubringen, daß auch in den biologischen Vorgängen mechanische Gesetze gelten und daß zwischen der Function und der Form der einzelnen Bildungen am Thierkörper feste Beziehungen bestehen. Eine der ersten Untersuchungen Reinke's hatte die Vermehrung und Neuentwickelung der weißen Blutkörperchen zum Gegenstande. Es folgten Studien über die von Arnold an den Milzzellen beschriebenen Kernformen in ihren Beziehungen zur sog. Mitose. Unter dem zusammenfassenden Titel „Zellstudien" veröffentlichte Reinke Mittheilungen über die feinere Structur der Keimschichtzellen der menschlichen Haut, über weiße Blutkörperchen, Körnchenzellen und fixe Bindegewebszellen, über das Pigment, seine Entstehung und Bedeutung, über die Gerüstsubstanz des Kerns, über eigenthümliche Structurbilder des Protoplasmas, über die Mechanik der Mitose u. A. m. Mit Unterstützung der Berliner Akademie der Wissenschaften stellte Reinke Untersuchungen über die Befruchtung und Furchung des Eies der Echinodermen an, aus denen er leitende Sätze für das Verständniß der zellmechanischen Vorgänge ableitete. Zu vermerken sind weiterhin Reinke's Beiträge zur Histologie des Menschen, seine Funde von Crystalloidbildungen in den Zwischengeweben des menschlichen Hodens, über unmittelbare Kerntheilung und Kernschwund in menschlichen Leberzellen u. A. m. Besonders zu vermerken sind die Untersuchungen Reinke's über die Neuroglia der weißen Substanz des Rückenmarkes beim erwachsenen Menschen, in die Reinke vergleichende Prüfungen der verschiedenen Methoden der mikroskopisch-anatomischen Neuroglia-Untersuchung, insbesondere der Golgi'schen und der Weigert'schen einschloß. In das Gebiet des Studiums anatomischer Gebilde vom Standpunkte der Mechanik entfallen Reinke's Arbeiten über die functionelle Structur des elastischen Gewebes in der menschlichen Stimmlippe. Für Unterrichtszwecke und zugleich für die ärztliche Praxis schrieb Reinke ein „Lehrbuch der Anatomie". Die Technik der mikroskopischen Anatomie bereicherte Reinke durch die Angabe neuer und die Verbesserung alter Methoden der Vorbereitung und Conservirung von Präparaten. Erschienen sind die Ergebnisse der Reinke'schen Forschungen im „Archiv f. mikroskop. Anat.", im „Anat. Anzeig.", in den „Anatom. Heften", in den „Fortschr. der Med.", in der „Zeitschr. f. wissenschaftl. Mikroskopie" und in den „Berichten der Berliner Akademie der Wissenschaften". Friedrich Reinke promovirte 1891 in Kiel zum Doctor der Medicin, nachdem er im selben Jahre die ärztliche Staatsprüfung abgelegt hatte. Nachdem er zuerst Assistent an der Anatomie in Kiel gewesen war, folgte er 1893 einem Rufe an die Universität Rostock, wo er die Stelle des Prosectors für normale Anatomie übernahm und sich zugleich als Privatdocent habilitirte. Er unterstützte bis 1895 v. Brunn und seither dessen Nachfolger Barfurth im anatomischen Unterricht.

Aus der Rostocker Zeitung No 496 vom 19. October 1900.

Volkszählung von 1900

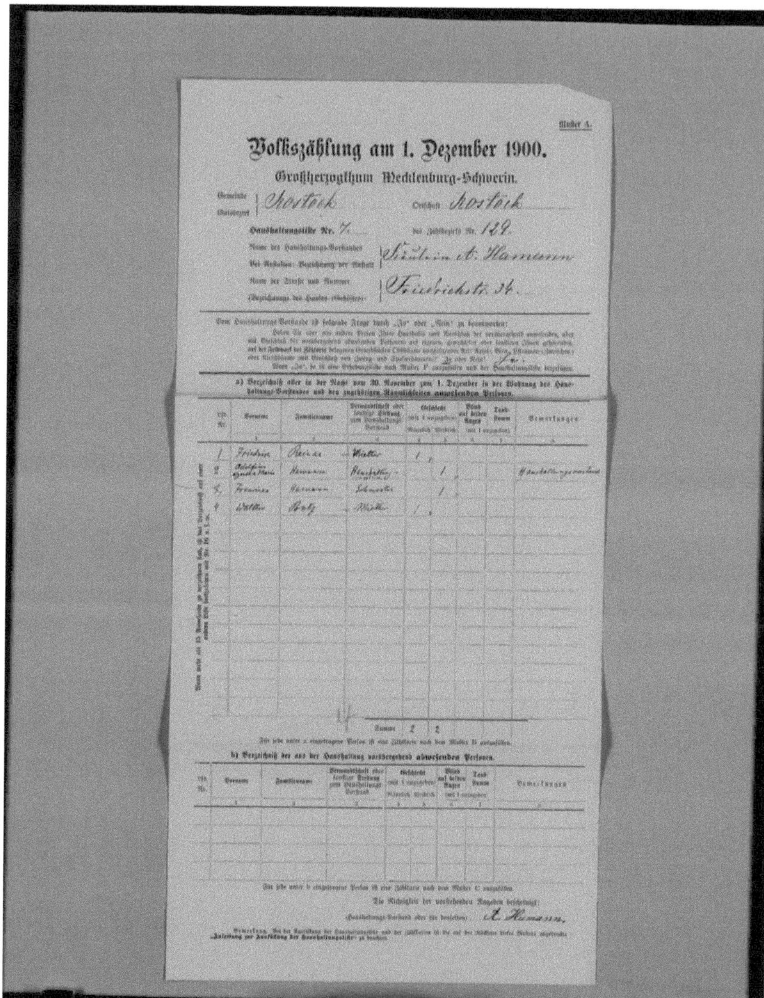
Volkszählung am 1. Dezember 1900.

Großherzogthum Mecklenburg-Schwerin.

Gemeinde: Rostock — Ortschaft: Rostock

Haushaltungsliste Nr. 7 — des Zählbezirks Nr. 129

Aus dem Privatbesitz von Frau Agnes Schmeling , geb. Reinke und Prof. Bernhard Sydow, Urenkel von Bernhard Reinke

Familienaufzeichnungen nach Mitteilung von Anna Reinke.
Weihnachten 1919.

Urgrossvater Hurka wurde in einem Kloster erzogen und sowohl theoretisch und praktisch seiner Begabung wegen in Musik ausgebildet. Er sollte Mönch werden. Unmittelbar vorher entzog er sich der Gewalt des Kloster durch die Flucht und wanderte mit seiner Geige zu Fuss nach Wien, . Hier begab er sich zu Haydnmit der Bitte, ihn zum Schüler anzunehmen. Haydn empfing ihn unwirsch: er brauche wohl einen Bedienten, der ihn frisieren könne, aber keinen Schüler. Darauf meldete sich Hurka bei einem Friseur und lernte dessen Geschäft. Nach einiger Zeit meldete Hurka sich von neuem als Bedienter bei Haydn und wurde von ihm als solcher angenommen, wo er alle Arbeiten eines Dieners übernahm, insbesondere auch das Frisieren. Eines Abends brachte Haydn eine Melodie mit Bleistift zu Papier, und Hurka sah e das Papier auf seinem Schreibtisch liegen. Am nächsten Morgen war Haydn überrascht, als er noch im Bette lag, diese Melodie von Hurka mit schöner Stimme singen, zu hören , und war nicht wenig erstaunt, in dem Sänger seinen Bedienten Hurka zu finden. Seit dieser Zeit nahm er sich seiner an und unterrichtete ihnund bildete ihn aus. Hurka ging später von Wien nach Berlin, wo er königl. Kammersänger wurde, auch unterrichtete und komponierte; auch die spätere Königin Luise soll seine Schülerin gewesen sein. Er hs verheiratete sich mit der Wittwe eines Arztes, die älter war als er, ihn aber überlebte, da er bereits mit 30 Jahren starb. Er hinterliess die Frau und 2 Töchter völlig mittellos; die ältere Tochter Marianne wurde seitens der Freimaurerloge zur Sängerin ausgebildet. Sie nahm eine Stellung für Gesahg bei einer Gräfin Schwerin in Busow (Pommern) an, wo sie ihren späteren Mann kennen lernte, und sich mit ihm verlobte, so dass sie nicht zu öffentlichem Auftreten gekommen ist. Karl Kaempffer wurde bald darauf Gymnasiallehrer und rückte zum Direktor auf, später wurde er Hofprediger und Superintendent, auch Konsistorialpräsident daselbst.
Die beiden waren 7 Jahre verlobt, ehe sie heiraten konnten.

K. Kaempffer war in den Franke' schen Stiftungen zu Halle erzogen, hat au

nischen Natur beherrscht, das im ganzen wie im einzelnen gleiche Geltung hat, und das Entfernteste zu einer grossen Ordnung der Dinge verbindet, das <u>Gesetz</u>, nach welchem das Leben gleichsam aus einer Wurzel emporgehoben wird zur Entfaltung der reichsten Mannigfaltigkeit seiner Darstellungen" (S.47)

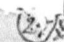

"Sobald man die Schöpfung nicht als eine bloss der Vergangenheit angehörige oder in einzelnen abgerissenen Momenten hervortretende , sondern als eine zusammenhängende, in der Zeit allgegenwärtige göttliche Wirksamkeit betrachtet, kann man sie nur in der natürlichen Entwicklungsgeschichte selbst suchen und finden". (S.49).

"Der belebende "göttliche Odem" durchweht nicht bloss den Menschen, er geht durch alle Stufen als die innere Triebkraft in der Entwicklungsgeschichte des Naturlebens".(S.51).

Indem Braun so das ganze Pflanzenreich wie die Tierwelt mit Einschluss des Menschen <u>genetisch</u> zusammenfasst, sind ihm für die Stammesentwicklung wie für die Entwicklung des Einzelwesens <u>innere Ursachen</u> massgebend; die Entwicklung fliesst aus einem inneren Grunde. Darwins Theorie wie jede andere Erklärung der Entstehung der Arten durch äussere Ursachen ist unhaltbar; nur als Regulator vermag der Kampf ums Dasein zu wirken. "Das Leben hat seine äussere und seine innere Seite; alle seine Ausführungen und Darstellungen müssen nach mechanischen Gesetzen erfolgen, aber seine Aufgaben und Ziele gehören einem höheren Gebiete an". Die Entwicklungsgeschichte zeigt uns somit die Sonderstellung des Lebens in der Natur, sie zeigt zugleich die Beschränktheit der mechanistischen Betrachtung, wie sie ihre Grenzen findet in einer philosophischen Auffassung der Natur. — Auf andere Aeusserungen Brauns wird später eingegangen werden.

Unter den Naturforschern, die für eine Eigengesetzlichkeit des Lebens eintraten, wurde neben anderen (ich nenne noch Heinrich Hertz) auch der grosse Anatom Jakob Henle von Driesch in der Geschichte des Vitalismus übersehen. In seiner Arbeit "Teleologie und Darwinismus" in den Anthr. Vorträgen Heft II(1880) S.61 ff. finden sich ausser einer scharfen Absage an die Selektionslehre zahlreiche treffende Bemerkungen über die rein mechanistische

Lebensbeschreibung des Pastor Benno Reinke in Warlin

Für meine Kinder will ich aus meinem Leben berichten, was sich berichten lässt und was ich weiss.

Ich bin am 13. Januar 1858 in Ziethen im Fürstentum Ratzeburg geboren. Über meine Namen, Tauftag, Paten gibt ein von meinem Vater geschriebener Taufschein Auskunft. Ich war ein schwächliches Kind, hatte, als ich zwei Jahre alt war, Gehirnentzündung Ein Brief meines Vaters (der Letzte vor seinem Tode) gib darüber Auskunft. Als mein Vater nach Alt-Käbelich versetzt wurde, war ich 6 Jahre alt. Ich habe von Ziethen daher nur wenig Erinnerung. Einiges hat sich meinem Gedächtnis eingeprägt Ich glaube eine dunkle Erinnerung an meine erste schwere Krankheit zu haben. Dass Papa mich pflegte. Ich erinnere mich, dass mein Vater mich einmal hoch in die Luft hob. Ferner, dass ich auf dem Boden (ganz oben im Hause) unter abgelegten Schuhen kramte un d mir ein Paar aussuchte. dass ich im Garten herumlief, mich gern putzte und auf sauberen Anzug hielt. Unsere Grossmutter väterlicherseits, Ammama genannt, wohnte bei meinen Eltern. An ihrem Stubenfenster stand ich und sah die preussischen Truppen in der Ferne auf der Chaussee xxxxaksinmkmx marschieren. Auch erinnere ich mich an dänische Soldaten, die vor dem Kriege bei uns im Hause waren., vielleicht ein Besuch der Dienstboten, als Verwandte oder Bräutigamme. Auch erinnere ich mich an das Haus, wo wir wohnten. Im Hof die Stallungen mit den Schwalbennestern, auch manche kleine Episode mit den Geschwistern. Aber im Ganzen ist Dunkel über diese Jahre gebreitet. Ich kam, zumal im Winter, nicht oft hinaus, da ich schwach war und oft krank. wie auch später in meinem Leben. Einen Spaziergang mit dem Vater und den Geschwistern erinnere ich nach dem Dorf Wietingsbäk. Es war dort eine Scheune abgebrannt und ich sehe die schwarz gebrannten Balken noch vor mir. Um jene Zeit wurde mein Vater auf eine dem Einkommen nach bessere Pfarre in Alt-Käbelich versetzt. Er ging ungern aus Ziethen. Hier hatte er 16 Jahre, die besten seines Lebens, verbracht. (1848 - 1864) Er hatte hier Wurzel gefasst in einemin einer kirchlich ihm angenehmen Gemeinde. Hier tat die schöne Natur in Wäldern und Seen seinem geist, der offen war für die Schönheiten der Schöpfung, volles Genüge. Er sollte nach Käbelich, einer unkirchlichen Gemeinde, wie sie so viele im Herzogtum sind, und den Pastoren ihren Beruf zur Last machen. Zudem liegt Käbelich reizlos, da ohne Wald, ohne See, Die eigentümliche Schönheit Käbelichs, die weiten Flächen, der ausgedehnte Horizont,, die im Sommer fast unübersehbaren Kornfelder bedarf eines zu ihr passenden Beurteilers, um sie herauszufinden und sie zu würdigen. Vor allem fehlt der Wald, den der Deutsche so sehr liebt. Es steht fast kein Baum auf dem weiten Gefilde. Indiessen das Einkommen war drei, fast viermal so gross. als in Ziethen, und da wir eine zahlreiche Familie waren, so gab die Geldfrage den Ausschlag. Schon ein Jahr früher war mein Vater zur Wahl für Rühlow aufgestellt, war aber nicht gewählt. Rühlow liegt dicht bei Warlin. Nun galt es, nach Käbelich zu übersiedeln. Eisenbahn gab es damals bei uns noch nicht. Sie wurde erst in den Jahren darauf gebaut. So wurde denn alles, Möbel wie Menschen auf Wagen befördert Wir mussten durch ganz Mecklenburg-Schwerin und erinnere ich diese Reise etwa im März 1864 noch sehr wohl. Wir sassen in einem geschlossenen Wagen. Auf dem Bock thronte ein Postillon./ in Uniform, der, wenn es nötig war, auf seiner Trompete Signale blies, denn wir reisten frei auf Staats- oder Gemeindekosten. In dem Wagen befanden sich, so viel ich weiss, Vater und Mutter und die kleinen Geschwister Hermann, ich, Else, Friedrich. Mehr konnten wohl nicht in den Wagen hinein. Wie Otto, Anna, Ophelie gereist sind, weiss ich nicht mehr. Hans blieb in Ratzeburg auf der Schule. Wir kamen nah an der Stelle vorbei, wo Theodor Körner 1813 fiel. In Schwerin waren wir bei Verwandten (Kapellmeister Kürten) Dort sah ich Bären in einer Grube. Sie wurden gefüttert. In Neubrandenburg stiegen wir im Hotel Mosich ab. Die Strecke von dort bis Käbelich, 23 Meilen, fuhr uns ein Fuhrmann, der in einen einfachen blauen Mantel gekleidet war, und der mir darum nicht im Entferntesten so achtungerregend vorkam, als die uniform' Postillone, die uns bisher gefahren hatten. In Haus wie Garten in Käbel

es noch recht ungemütlich aus. das Haus nicht mit Möbeln eingeräumt, der
Garten kahl und winterlich. Im Laufe der Zeit wurde beides freundlicher.
Mein Vater besass gute Kenntnisse in der Obstbaumzucht. Er zog sich nun
zunächst eine Menge wilder Obstbäume aus Kernen und veredelte diese.
Stämme, wenn sie weit genug gediehen waren durch Reiser von guten Obstbäumen. Waren dann die veredelten Bäume gross genug, so wurden sie aus der
sogenannten Baumschule herausgenommen und an bestimmte Stellen gepflanzt,
wo sie Sonne und Schutz vor Wind hatten. Viele dieser Bäume wuchsen und
trugen gute und reichliche Frucht. andere gediehen nicht, wieder andere
wuchsen mächtig, aber trugen keine oder wenige FrüchteAn Obstbäumen fanden
wir drei Gravensteiner vor, einen Prinzenapfelbaum, unzählige Pflaumen-
bäume, dann einen uralten Birnbaum, der ganz nette Früchte trug, die meist
verbacken wurden. In diesen Birnbaum kletterten Hermann und ich (wir
waren unzertrennliche Freunde) sehr waghalsig hinein, befestigten eine
bunte Fahne in seiner Spitze und genossen im Herbst massenweise seine
Früchte. Später fiel dieser alte Riese einem Sturm zum Opfer. Er brach unt
durch, und der stehen gebliebene stumpf wurde mit Efeu umpflanzt, der ihn
wie eine alte Ruine mit Grün bekleiden sollte. Wir hatten massenweise
Obst von allen Arten. Mein Vater verkaufte nichts, alles wurde im Hause
verwandt Was nicht roh verzehrt wurde, wurde gebacken Das Pflücken
besorgte anfangs mein Vater, später wir Knaben. Nach Hermanns Tode fiel
es mir besonders zu, und so viel ich weiss entledigte ich mich dieser
Pflicht mit Ausdauer und Umsicht. Im Winter wurde das Obst mit Betten
bepackt, damit es nicht erfriere oder in grossen Körben in einem Winkel
aufgestellt, der durch ein grosses Holzgitter vom übrigen Keller wo
Kartoffeln lagen, getrennt und ausserdem verschlossen war. Wenn wir nun
nach Kinderart gern einen Apfel haben wollten, nahmen wir unsere Pieken,
die wir zum Piekschlittenfahren brauchten, spiessten einen Apfel durch
das Gitter und holten ihn hervor. Viele Freude machte es mir auch im
Sommer, mir die Tasche mit reifen Stachelbeeren (wir hatten eine grosse
Menge verschiedener guter Stachelbeerbüsche), später auch mit Birnen, den
sogenannten Stoppelbirnen (sie wuchsen an einem einsamen, auf dem Felde
nahe dem Giebel des alten Wagenschuppens stehenden Birnbaum. Dies Feld
trug in erster Zeit Korn. War dies Korn eingefahren und gemäht, reiften
die Birnen, während auf dem Felde Stoppeln standen. Später legte mein
Vater hier eine Luzernenkoppel an). und Äpfeln zu füllen, auf irgendeinen
auf irgendeinen der vielen Heu- und Strohböden zu steigen und dort auf
duftigem Heu sitzend zu verzehren. Oder ich ging hinaus aufs weite Käbelich
er Feld, von dessen höchsten Hügeln wir elf Kirchtürme zählten, wanderte
bis zu einer sogenannten Kuhle,, einem fast kreisrunden, mit Wasser ge-
fülltem Teich, deren es viele auf den Käbelicher Feldern gab, und verspeist
dort meine Schätze, mich freuend des blauen ~~Luft~~ Himmels, der linden Luft
des klaren Wassers, der vielen Insekten in diesem Wasser. Mein Vater
war also hauptsächlich auf Obstbaumzucht aus. Daneben sorgte er inseiner
Weise auch für gute Spaziergänge und Lauben. Der Garten stiess unmittelbar ans Haus. Ging man aus der hinteren Haustür, so kam man sofort in
den Garten. Dicht am Hause stand ein riesiger Akazienbaum, hinter dem
ein Mensch sich verstecken konnte. Später wurde er ausgerodet, weil er
morsch wurde und herabzustürzen drohte Der Garten erstreckte sich ziemlich
als Rechteck, dessen kürzere Seite durch das Haus und der dazugehörigen
Parallele gebildet wurden. An der längeren Seite war rechts der Zaun
(ein geflochtener Zaun mit Dornkrönung) abgerissen und statt dessen eine
Hecke aus jungen Buchen gepflanzt, die auch gut wuchs und sich gut
zusammenschloss. Diese Hecke liess mein Vater pflanzen und in der Nähe
des Hauses die beiden grossen Walnussbäume pflanzte er eine Laube aus
jungen Buchen. Diese Laube war in Gestalt eines Halbkreises angelegt,
dessen konvexe Seite dem Dorf zugekehrt war. während die konkave Seite
der Laube den Blick auf den Garten bot. Eine halbrunde Bank, die die

- 3 -

ganze konk vo Seite der Bank ausfüllte,und ein Tisch standen hier. Diese
Laube hiess die Bogenlaube. Zu weiterer Aussch mückung des Gartens war
mein Vater nicht zu bewegen Ich weiss, dass mein älterer Bruder Hans
einmal nach vorangegangenen Messungen auf dem Papi r einen Plan entwarf,
nach welchem der obere Teil des Gartens in eine Art kleinen Park umgewandelt werden sollte. Der Plan blieb aber auf dem Papi r und wurde
niemals ausgeführtt. Im ob ren Teil des Gartens, in der Ecke, befanden sich
eine italienische Pappel und eine Linde Beide waren grosse dicke alte
BäumeIn der ersten Zeit war in der Linde eine Holzlaube angebracht, zu der
man auf einer Treppe gelangte. Man stiess eine Falltür auf und war oben.
Von hier hatte man einen weiten usblick. Deutlich sah man die Hepter
Berge, und aus ihren aldungen die mit ihrem Gipfel sich hinaushebende
grosse Buche. An der anderen Seite, also links hinten am Grenzzaun, stand
eine Kastanienallee aus Bäumen, die wir selbst gezogen hatten. Von der
Hintertür des Hauses bis an die gegenüberliegende Grenze des Gartens. führte
ein Weg, der mit einer Gartentür abgeschlossen war. Aus dieser Tür hinaus-
tretend befand man sich auf dem von Käbelich nach Pasenow (Bauerndorf)
führendem Feldwege. Auf diesem ege gelangte man auch nach der Eisenbahnstat
Oertzenhof. Auf diesem Weg lag auch auf der Grossherzoglichen Feldmark ein
Teich, der schon gross und tief genug war Dieser Teich hiess der "Papensaal"
(Papen soll Papen = Pastor in verächtlichem Sinne heissen) Saal = Soll =
Teich) Also Pastorenteich) In diesem Teich wurden die Schafe ge aschen,auch
badete die Jugend des Dorfes hier. Im Winter haben wir hier Schlittschuh
gelaufen. Ich erinnere mich, dass, als ich eines Abends spät bei Mondschein
ganz allein Schlittschuh lief, plötzlich plötzlich ein Meteor hell
glänzend erschien und mit lautem Knall zersprang, Im Garten ging mein Vater
täglich eine Stunde spazi ren, immer auf und ab auf dem mittleren Gartenweg
Wir Kinder mussten mitgehen, was uns oft sehr langweilig war. Von diesem Wege
aus gelangte man auf dem im Sommer wohl täglich fleissig benutzten Krikett-
platz, in dessen Nähe sich aber allerlei köstliche Obstbäume befanden, wie
Rein clauden, Kirschen und grosse englische Zwetschgen und andere. Mein
Vater hatte diese Bäume mit Ausnahme der Glaskirschen selbst gezogen oder
veredelt. Hiermit verbrachte er iele Stunden im Sommer. Er setzte wohl zehn
und mehr verschiedene Arten auf einen Baum Doch soll das aber nicht praktisch
sein In der Nähe des Krikettplatzes stand auch ein pfelbaum, welcher
welcher Amerikaner genannt wurde. Er stand sehr windgeschützt von Gebüsch
umgeben und seine Früchte waren sehr gross, wie ein Kinderkopf, - sagte mein
Vater, - und schmeckten gut. Unmittelbar aus der Gartentür kam man zunächst
in eine Art Vorgarten Ziergatten, ein runder Rasenplatz mit Blumenbeeten,der
von dichtem Fliedergebüsch umgeben war. Doch pflanzte mein Vater auch in dies
Blumengarten seine Obstbäume Besonders edle Sorten wie Winteräpfel, Eis-
birnen, Butterbirnen u.a. An einem Herbstabend sassen meine Schwester
Gertrud und ich in einem Gebüsch in der Nähe des Hauses Aus tro kenen kleinen
Zweiglein erbaute ich einen kleinen Holzhaufen und zündete ihn an Von der
Helligkeit angelockt kam ein Mäuslein heran, sah sich die Sache an und ver-
schwand wieder. In diesen Gebüschen hatten sich auch einige Diebe versteckt,
die dann in der Nacht ein sogenanntes Fliegenfenster
die dann in der Nacht ein sogenanntes Fliegenfenster, es war im Sommer, -
zer chnitten und ausgehoben haben, in das Fenster stiegen und in die Stube.
Di se Stube ging in die Schlafstube meiner Eltern, die glücklicherweise nicht
xxxxxxxxxxxxxxx erwachten. Denn wenn mein Vater auch einen alten Säbel
besass, so wäre er doch diesen verwegenen Einbrechern gegenüber wehrlos
gewesen Von da schlichen sie durch 2 andere leerstehende Stuben, nahmen den
Scglüssel zur Studierstube meines Vaters ,(von einem Nagel, über dem seine
Mütze hing), gingen die Treppe hinauf in eine Stube und holten sich die
Kirchenkasse, einen schweren eisernen Kasten, mit dem sie dann aus der
Haustür verschwanden. Ich schlief des Nachts in einem Zimmer, welches der
Studierstube meines Vaters gegenüber lag.Von dem Einbruch habe ich nichts
gemerkt. Zu meinem Glück schlief ich fest und hörte erst davon am anderen
Morgen. Den schweren Kasten schleppten die Diebe bis an die Chaussee, die
von Käbelich nach Petersdorf führt, zertrümmerten die eine Wand der Kiste
durch schwere Steine und raubten den Inhalt von etwa 500 bis 600 Mark und
stürzten den Kasten einen niedrigen Abhang an der Chaussee hinunter in ein
Gebüsch, wo wir ihn später fanden.Der Einbruch wurde bei der zuständigen

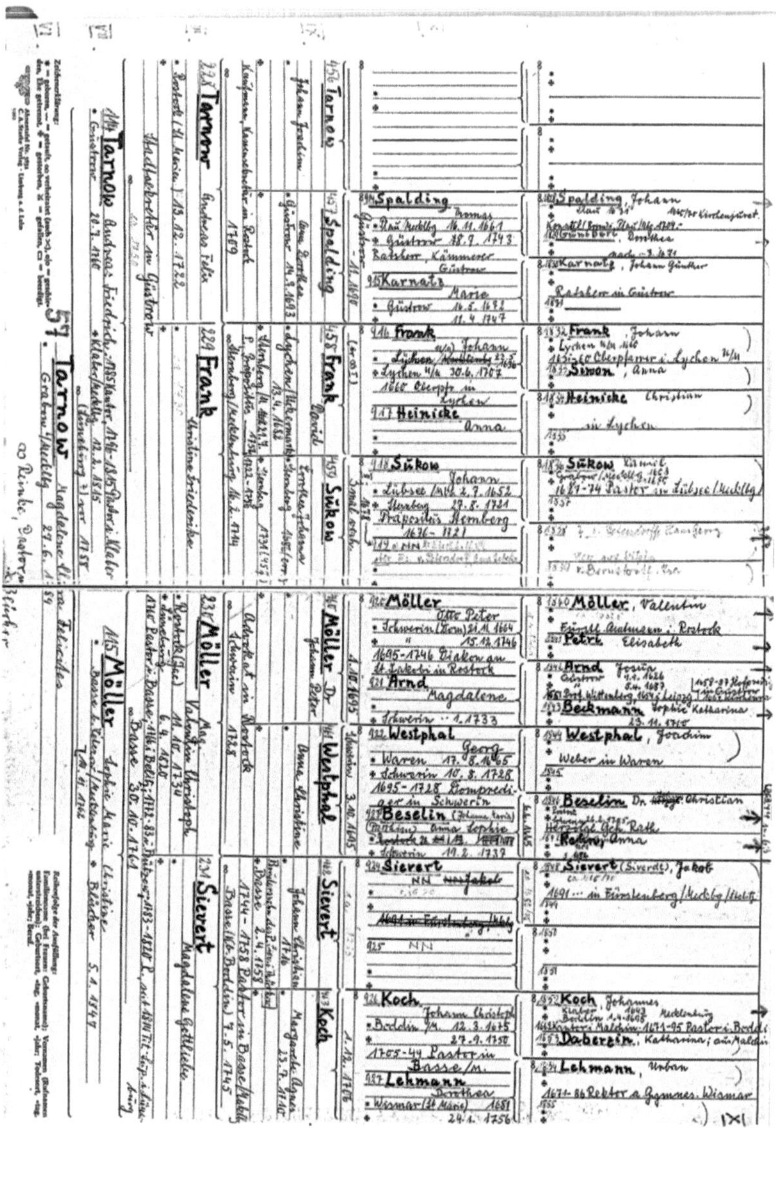
57 Tarnow
Tarnow
Frank
Möller
Sievert
Tarnow
Spalding
Frank
Sükow
Möller
Westphal
Sievert
Koch
Spalding
Karnatz
Frank
Heinicke
Sükow
Möller
Arnd
Westphal
Beselin
Sievert
Koch
Lehmann
Spalding
Karnatz
Frank
Simon
Heinicke
Sükow
Möller
Petri
Arnd
Beckmann
Westphal
Beselin
Sievert
Koch
Daberzin
Lehmann

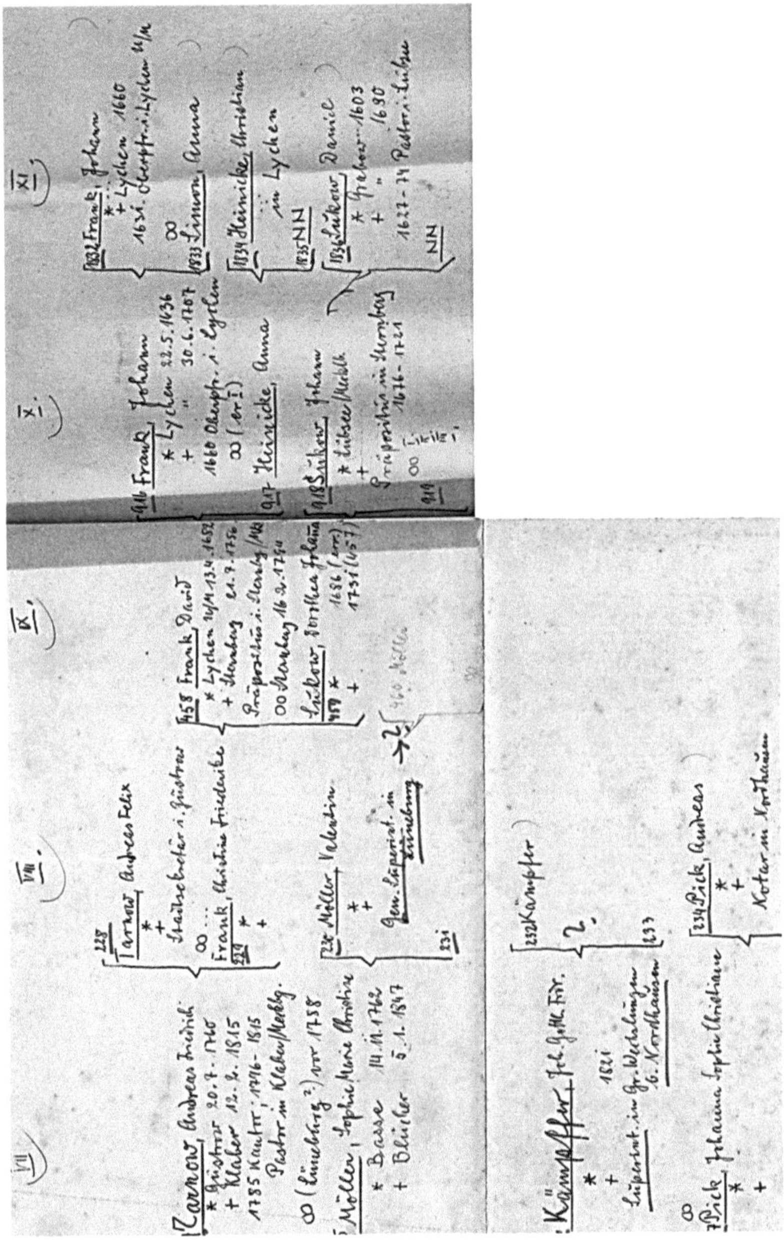
VII.
Zarnow, Andreas Friedrich
* Güstrow 20.7.1760
+ Klaber 12.2.1815
1785 Kantor; 1796–1815 Pastor in Klaber/Mecklbg.
∞ (Lüneburg?) vor 1788
Möller, Sophie Marie Christine
* Basse 14.11.1762
+ Bleicher 5.1.1847

VIII.
228 Zarnow, Andreas Felix
*
+
Stadtsekretär i. Güstrow
∞ ...
229 Frank, Christine Friederike
*
+
230 Möller, Valentin
*
+
Gen. Superint. in Lüneburg → 2
231

IX.
458 Frank, David
* Lychen 24/11 13.4.1652
+ Sternberg 21.7.1756
Präpositus i. Sternberg/Mecklbg.
∞ Sternberg 16.2.1724
Lükow, Dorothea Johanna
459 *
+ 1686 (err.)
1751 (457)
460 Möller

X.
916 Frank, Johann
* Lychen 22.5.1636
+ " 30.6.1707
1660 Oberpfr. i. Lychen
∞ (err. I)
917 Heinicke, Anna
918 Lükow, Johann
* Lübsee/Mecklb.
+
Präpositus in Sternberg 1676–1721
∞ (...)
919

XI.
1832 Frank, Johann
*
+ Lychen 1660
1631 Oberpfr. i. Lychen 11/11
∞
1833 Simon, Anna
1834 Heinicke, Christian
in Lychen
1835 NN
1836 Lükow, Daniel
* Gielow 1603
+ " 1690
1627–74 Pastor i. Lübsee
NN

Kämpffer, Joh. Gotth. Fr.
*
+ 1821
Superint. in Gr. Wechsungen b. Nordhausen
∞
Pick, Johanna Sophie Christiane
*
+
232 Kämpffer
2.
233
234 Pick, Andreas
*
+
Kotar in Nordhausen

Ahnenliste Friedrich Berthold Reinke

1. Becker, Marie, * Angermünde 15.05.1870, + Angermünde 25.12.1953

∞ Ranzin, Kreis Ostvorpommern 06.05.1890 Albert Sydow

1 Kind von Nr. 1

2. Sydow, Eberhard I Walter Gunther, * Schönwalde 26.09.1894, + 21 12 1975

∞ Zicher/Küstrin 19.10.1923 Hildegard Schultz

1 Kind von Nr. 2

3. Sydow, Eberhard Ulrich Robert Antonius, * Krummendorf/Rostock 11.03. 1928, + Montenegro 18.10.1993

∞ Porto Alegre NN.NN.1950 Ingeborg Raspe

3 Kinder von Nr. 3

4. Sydow, Bernhard, Professor, * Porto Alegre 20.02.1958

∞ Porto Alegre 31.12.1981 Vanda Zimmermann

5. Sydow, Andreas

6. Sydow, Thomas

7. Beselin, Hans, * Schutow ca. 1515, + Rostock ca. 1581

∞ Rostock ca. 1548 Margarete Stein

1 Kind von Nr. 7

8. Beselin, Jacob, * Rostock NN.NN.NNNN, + Rostock 21.05.1636

∞ Margarethe Havemann

1 Kind von Nr. 8

8. Beselin, Johann, * Rostock 20.11.1596, + Schwerin 17.11.1653

∞ I. Rostock 01.10.1620 Justina Freese, II. Rostock NN.NN.1632 Dorothea Marstaller

1 Kind von Nr. 9

9. Beselin, Johann Christian, Dr. jur., * Rostock NN.NN.1635, + Schwerin 16/26.02.1705

∞ Schwerin 06.06.1665 Anna Rahne

1 Kind von Nr. 10

10. Beselin, Anna Sophie, * Parchim 26.01.1676, + Schwerin 19.02.1736

∞ Schwerin 03.10.1695 Georg Westphal

1 Kind von Nr. 11

11. Westphal, Anna Christine, * Schwerin NN.NN.NNNN, + Schwerin NN.NN.NNNN

∞ Schwerin 1728 Johann Dr. Möller

1 Kind von Nr. 12

12. Möller, Valentin Christoph, Pastor, * Rostock 11.10.1734, + Lüneburg 06.04.1820

oo Basse 30.10.1762 Magdlene Sievert

1 Kind von Nr. 13

13. Möller, Sophia Maria Christina, * Basse 14.11.1762, + Blücher 05.01.1847

∞ Lüneburg vor 1785 Andreas Tarnow

1 Kind von Nr. 14

14. Tarnow, Magdalena Clara Felicitas, * Grabow 20.06.1788, + Alt-Käbelich 31.05.1877

∞ Rothspalk/Klaber 06.02.1810 Friedrich Reinke

8 Kinder von Nr. 15

15. Reinke, Moritz Adolph Friedrich, * Blücher 09.02.1813, + Blücher 17.07. 1814

16. Reinke, Mathilde Juliane Sophie, * Blücher 26.06.1815, + NN NN

17. Reinke, Theodor Friedrich Julius, Pastor, * Blücher 25.01.1817, + Alt- Käbelich 17.02.1887

∞ I. Neustrelitz 24.03.1848 Henriette Kämpffer, II. Alt-Käbelich 21.10. 1882 Bertha Köpper

18. Reinke, Gustav Albert Georg, * Blücher 23.07.1818, + NN NN

19. Reinke, Louise Juliane Emma, * Blücher 07.02.1820

∞ Blücher 08.08.1843 Adolph Weyhe

20. Reinke, Carl Ludwig Friedrich, Pastor, * Blücher 30.07.1821, + Schwerin 16.06.1899

∞ Warin 01.04.1853 Emma Salomon

21. Reinke, Friederike Elisabeth Johanna, * Blücher 15.02.1823, + NN

22. Reinke, Otto Adolph Johannes, * Blücher 17.09.1827, + NN NN

11 Kinder von Nr. 18

23. Reinke, Johannes, Professor, * Ziethen/Ratzeburg 03.02.1849, + Preetz 25.02.1931

∞ I. Göttingen 1875 Anna Funke, II. Kiel 02.03.1906 Marie Racine

24. Reinke, Adolfine Friedrike Mathilde, * Ziethen/Ratzeburg 25.01.1851, + Neustrelitz 02.04.1919

25. Reinke, Anna Hermine Karoline Julie, * Ziethen/Ratzeburg 22.06.1852, + NN NN

26. Reinke, Otto Friedrich, * Ziethen/Ratzeburg 30.11.1853, + NN 18.03.1885

27. Reinke, Gertrud Mariane Henriette Georgine, * Ziethen/Ratzeburg 11.06. 1855, + Ziethen/Ratzeburg 12.11.1855

28. Reinke, Hermann Julius Ernst, Gymnasiast, * Ziethen/Ratzeburg 23.08. 1856, + NN 14.10.1870

29. Reinke, Bernhard Karl Friedrich, Pastor, * Ziethen/Ratzeburg 13.01. 1858, + Warlin 20.02.1922

∞ Woldegk 15.11.1898 Erna Frommont

30. Reinke, Elisabeth Johanna, * Ziethen/Ratzeburg 07.02.1860, + Schwerin 13.02.1913

31. Reinke, Friedrich Berthold, Prof. Dr., * Ziethen/Ratzeburg 11. April 1862, + Wiesbaden 12. Mai 1919

∞ Kiel 11.08.1902 Julie von Zülow

32. Reinke, Gertrud Bertha Friederike, * Alt-Käbelich 04.05.1866, + NN NN

33. Reinke, Martha Klara Elisabeth Minna Auguste, * Alt Käbelich 18.06.1885, + NN NN.NN.NNNN

3 Kinder von Nr. 24

34. Reinke, Elisabeth Julie, * Göttingen 05.12.1877, + Buenos Aires/ Argentinien

35. Reinke, Adolf Ernst Walther, * 21. 01. 1881

36. Reinke, Annamarie, * Kiel 31.05.1887, + Buenos Aires / Argentinien

2 Kinder von Nr. 30

37. Reinke, Wilhelm, * Warlin 23.08.1901, + Münster 01.10.1959

∞ NN.NN.NNNN Charlotte Gleich

38. Reinke, Elisabeth Wilhelmine Marianne, * Warlin 21.09.1906, + Hamburgo Vehlo 18.03.1988

∞ Woldegk 28.11.1928 Johannes Raspe

1 Kind von Nr. 32

39. Reinke, Hans Gebhard, * Rostock 02.05.1904, + NN NN

3 Kinder von Nr. 39

40. Raspe, Ingeborg, * Porto Alegre 09.10.1929, + Porto Alegre 13.08.1988

∞ Porto Alegre 00.00.1950 Eberhard Sydow

41. Raspe, Agnes, * Porto Alegre 1932

∞ Porto Alegre 15.07.1950 Kurt Schmeling

42. Raspe, Sibila

43. Collesia, Maria, * NN.NN.NNNN, + NN.NN.1580

∞ William Ogilvy Baron of Kilur

1 Kind von Nr. 44

44. Ogilvy, Isabell

∞ Georg Spalding

1 Kind von Nr. 45

45. Spalding, Georg, * Milhaugh/Schottland 00.00.1562, + Plau am See

∞ Helen Ogilvy

1 Kind von Nr. 46

46. Spalding, Andreas, * Milhaugh/Schottland NN.NN.1590, + NN 00.00.1678

∞ Plau am See NN.NN.1620 Catharina Franke

1 Kind von Nr. 47

47. Spalding, Johannes, Kirchenjurat, * Plau am See NN.NN.1631, + Plau am See NN.NN.1708

∞ Dorothea Gunibert

1 Kind von Nr. 48

48. Spalding, Thomas, Kaufmann, * Plau am See 16.11.1661, + Güstrow 16.06.1773

∞ Güstrow 16.11.1690 Maria Karnatz

1 Kind von Nr. 49

49. Spalding, Anna Dorothea, * Güstrow 14.07.1693, + Güstrow NN.NN.1743

∞ Güstrow 20.09.1709 Johann Tarnow

1 Kind von Nr. 50

50. Tarnow, Andreas Felix, Staatsekretär in Güstrow, + 21. 11. 1795

∞ ca. 1750 Christine Frank

1 Kind von Nr. 51

51. Tarnow, Andreas Friedrich, Pastor, * Güstrow 20.07.1760, + Klaber 12. 02.1815

∞ Lüneburg vor 1785 Sophia Möller

52. Daberzin, Katharina

∞ Johannes Koch

1 Kind von Nr. 53

53. Koch, Johann Christroph

∞ Dorothea Lehmann

1 Kind von Nr. 54

54. Koch, Margarete Agnes

∞ Johann Sievert

1 Kind von Nr. 55

55. Sievert, Magdlene Gottliebe, * Basse 12.06.1746, + Basse 27.05.1788

∞ Basse 30.10.1762 Valentin Möller

56. Dömmler, Vigiliante, * Iven/Pommern 25.10.1686, + Iven/Pommern 07.05. 1733

∞ Gerhard Gerling

1 Kind von Nr. 57

57. Gerling, Hans (Johann) Heinrich, Konsistalrat, * Iven/Pommern 24.04. 1723, + Neubrandenburg 17.06.1789

∞ Neustrelitz NN.NN.1752 Marie Hasselbach

1 Kind von Nr. 58

58. Gerling, Adolf Friedrich, Pastor, * Neustrelitz 18.09.1763, + Ballwitz/ Mecklenburg 28.03.1828

oo Ballwitz/Mecklenburg 02.11.1802 Caroline Eggers

1 Kind von Nr. 59

59. Gerling, Caroline Hermaria Theodora

∞ Carl Müller

1 Kind von Nr. 60

60. Müller, Hedwig Auguste Ernestine Wilhelmine, * Burg Stargard 09.12.1843

∞ Burg Stargard 20.09.1861 Albert Raspe

1 Kind von Nr. 61

61. Raspe, Karl Friedrich Wilhelm Max, Bürgermeister, * Neubrandenburg 25.08.1862, + Neubrandenburg 15.06.1933

∞ Neddemin 18.10.1894 Marianne Lemcke

1 Kind von Nr. 62

62. Raspe, Johannes, Pastor, * Neubrandenburg 24.06.1902, + Porto Alegre 11.07.1973

∞ Woldegk 28.11.1928 Elisabeth Reinke

63. Möller, Otto-Peter, * Schwerin NN.NN.1664, + NN NN.NN.NNNN

∞ NN NN

1 Kind von Nr. 64

64. Dr. Möller, Johann Peter, Advokat

∞ Schwerin 1728 Anna Westphal

65. Eggers, Caroline

∞ Ballwitz/Mecklenburg 02.11.1802 Adolf Gerling

66. Fischer, Julie

∞ Adolf Zelle

1 Kind von Nr. 67

67. Zelle, Henriette Clara Euphemia, * Lübbenow/Uckermark 16.09.1836, + Kussow/Pommern 27.12.1914

∞ Lübbenow, Kreis Uckermark 16.09.1855 Albert Sydow

1 Kind von Nr. 68

68. Sydow, Albert Wilhelm Julius, * Wetzenow 13.01.1862, + Lehnitz 14.02. 1940

∞ Ranzin, Kreis Ostvorpommern 06.05.1890 Marie Becker

69. Frank, Johannes

∞ Anna Simon

1 Kind von Nr. 70

70. Frank, Johann

∞ Anna Heinicke

1 Kind von Nr. 71

71. Frank, David, Historiker, Prediger,Schulrektor, * Lychen/Uckermark 13. 04.1682, + Sternberg 21.07.1756

∞ Sternberg 16.02.1714 Dorothea Sukow

1 Kind von Nr. 72

72. Frank, Christine Friedrike

∞ ca. 1750 Andreas Tarnow

73. Franke, Matthäus, * NN 00.00.1582, + Plau am See NN.NN.NNNN

∞ Elisabeth Kohl

1 Kind von Nr. 74

74. Franke, Catharina, * NN.NN.1600, + Plau am See 17.09.1638

∞ Plau am See NN.NN.1620 Andreas Spalding

75. Freese, Justina, * Rostock NN.NN.1602, + Rostock 03.01.1630

∞ Rostock 01.10.1620 Johann Beselin

76. Freiin von Röder, Karoline Friederike Wilhelmine, * Herzberg 05.08.1769, + Wismar 25.05.1835

∞ Stuttgart 22.01.1788 Friedrich von Plessen

2 Kinder von Nr. 77

77. von Plessen, Sophie Friederike, * Nepersdorf 12.12.1789, + Stuttgart 09.12.1852

78. von Plessen, Friedrich Wilhelm Heinrich, * Nepersdorf 10.07.1796, + Nepersdorf ca.1856

∞ auf Nepersdorf 02.11.1821 Juliane v. Behr

1 Kind von Nr. 79

79. von Plessen, Karoline, * Nepersdorf 12.01.1828, + Rostock 28.10.1889

∞ Wismar 01.02.1867 Johannes von Zülow

2 Kinder von Nr. 80

80. von Zülow, Julie Marie Hermine Johanna, * Burg/Holstein 16.03.1868

∞ Berlin 03.11.1903 Hermann Pfeiffer

81. von Zülow, Julie Caroline Friederike Auguste, Hausfrau, * Burg/Holstein 19.04.1869, + Wiesbaden 26.07.1942

∞ Kiel 11.08.1902 Friedrich Reinke

82. Frommont, NN, * Woldegk 02.08.1843, + Woldegk 19.04.1904

∞ Woldegk 26.10.1872 Wilhelmine Köpke

1 Kind von Nr. 83

83. Frommont, Erna, Hausfrau, * Neubrandenburg 15.03.1875, + Warlin 25.08.1909, Erna Frommont, ursprünglich Stegemann, wurde 1887 von dem Ehepaar Frommont, nach dem Tod der leiblichen Eltern adopiert.

∞ Woldegk 15.11.1898 Bernhard Reinke

84. Funke, Anna Katharina Bertha Reinke, Hausfrau, * Göttingen 02.11.1855, + Kiel 15.04.1904

∞ Göttingen 1875 Johannes Reinke

85. Gerling, Gerhard, Pastor, * Soest/NRW 23.02.1688, + Iven/Pommern 00.00.1766

∞ Vigiliante Dömmler

86. Gleich, Charlotte, * Berlin 17.08.1896, + NN.NN.NNNN

∞ NN.NN.NNNN Wilhelm Reinke

87. Gunibert, Peter, * NN NN.NN.1619

1 Kind von Nr. 88

88. Gunibert, Dorothea, * NN NN.NN.1631, + Plau am See NN.NN.1672

∞ Johannes Spalding

89. Hasselbach, Marie

∞ Neustrelitz 00.00.1752 Hans Gerling

90. Havemann, Margarete, * Rostock ca. 1575, + Rostock 24.03.1629

∞ Jacob Beselin

91. Heinicke, Christian

1 Kind von Nr. 92

92. Heinicke, Anna

∞ Johann Frank

93. Hufnagel, Wilhelmine Henriette

∞ Friedrich Stoy

1 Kind von Nr. 94

94. Stoy, Wilhelmine Friederike, * Stettin/Pommern 06.07.1792, + Gnesen/PL 12.12.1852

∞ Pyritz/Pommern 18.04.1813 Michael Sydow

1 Kind von Nr. 95

95. Sydow, Albert Eugen, * Gnesen/PL 01.10.1824, + Pätzig Neumark/Oder 18.12.1894

∞ Lübbenow, Kreis Uckermark 16.09.1855 Henriette Zelle

96. Hurka, Ferdinand Franz, Kammersänger/Kapellmeister, * Böhmen 19.02.1762, + Berlin 10.12.1805

∞ NN NN

1 Kind von Nr. 97

97. Hurka, Marianne Wilhelmine, * Berlin 09.07.1792, + Neustrelitz 18.12.1846

∞ Neustrelitz 29.10.1819 Andreas Kämpffer

1 Kind von Nr. 98

98. Kämpffer, Henriette Gottfriede Caroline Juliane Elisabeth, Hausfrau, * Neustrelitz 11. 08 1821, + Alt-Käbelich 26. Mai 1880

∞ Neustrelitz 24.03.1848 Theodor Reinke

1 Kind von Nr. 99

99. Reinke, August Wilhelm Theodor Felix Johannes
100. Kämpffer, Johann Valentin, * NN NN, + NN NN

∞ Katharina Schroeter

1 Kind von Nr. 101

101. Kämpffer, Heinrich Christian, * Nordhausen 1713, + NN NN

∞ Katharina Rumpff

1 Kind von Nr. 102

102. Kämpffer, Johannes Gottlieb, Pastor, * Groß-Weschungen 28.04.1753, + ebda 13.06.1821

∞ Groß-Wechsungen ca. 1778 Johanna Pick

1 Kind von Nr. 103

103. Kämpffer, Andreas, * Haesserode 06.05.1787, + Neustrelitz 18.12.1846

∞ Neustrelitz 29.10.1819 Marianne Hurka

104. Karnatz, Johann, Ratsherr, * Güstrow NN.NN.1644, + Güstrow 00.00.00

∞ Güstrow 00.00.0000

1 Kind von Nr. 105

105. Karnatz, Maria, * Güstrow 16.05.1662, + Güstrow 11.04.1747

∞ Güstrow 16.11.1690 Thomas Spalding

106. Kirchhoff, NN

∞ Johann Sukow

107. Koch, Johannes

∞ Katharina Daberzin

108. Kohl, Elisabeth, * NN 00.00.1582, + Plau am See NN.NN.NNNN

∞ Matthäus Franke

109. Köhler, Caroline Marie Veronica, * Grünow NN.NN.1772, + Grünow 19.10.1808

∞ Grünow 10.01.1790 Philipp Raspe

1 Kind von Nr. 110

110. Raspe, Karl Heinrich Friedrich, * Grünow 09.10.1796

∞ Kublank / Golm 03.07.1829 Christiana Reinke II

1 Kind von Nr. 111

111. Raspe, Albert Wilhelm Theodor, * Alt Rehse 26.06.1833

∞ Burg Stragard 20.09.1861 Hedwig Müller

112. Köpke, Wilhelmine

∞ Woldegk 26.10.1872 NN Frommont

113. Köpper, Karl, Lithograph, * Lübeck 26.08.1818, + Berlin 17.02.1867

∞ Auguste Kunz

1 Kind von Nr. 114

114. Köpper, Bertha, * Berlin 24.08.1842, + Bad Schwartau ???

∞ Alt-Käbelich 21.10.1882 Theodor Reinke

115. Kunz, Auguste, * Berlin 25.07.1819, + Berlin 18.05.1858

∞ Karl Köpper

116. Lehmann, Urban

1 Kind von Nr. 117

117. Lehmann, Dorothea

∞ Johann Koch

118. Lemcke, Max Friedrich, * Groß-Dratow/Mecklenburg 18.12.1845, + Neubrandenburg 08.12.1930

∞ Neddemin NN.NN.NNNN Theodora Wilbrand

1 Kind von Nr. 119

119. Lemcke, Marianne Helena Clara Luise, * Hamburg 13.08.1874, + Sülshagen 01.07.1934

∞ Neddemin 18.10.1894 Karl Raspe

120. Marstaller, Protasius, * Rostock ca. 1580, + Rostock ca. 1614

∞ ca. 1605 Anna Schütze

1 Kind von Nr. 121

121. Marstaller, Dorothea, * Güstrow 22.07.1607, + Rostock 04.03.1667

∞ Rostock 00.00.1632 Johann Beselin

122. Müller, Carl, Dr. med.

∞ Caroline Gerling

123. NN, NN, * NN NN.NN.NNNN., + NN NN.NN.NNNN

∞ I. NN Reinke, II. Ferdinand Hurka, III. Otto-Peter Möller

1 Kind von Nr. 124

124. Reinke, Friedrich Daniel Dietrich, Pastor, * Rothspalk/Klaber 18.10.1777, + Blücher 03.01.1837

∞ Rothspalk/Klaber 06.02.1810 Magdalena Tarnow

125. Ogilvy Baron of Kilur, William, * NN.NN.1555, + NN.NN.1580

∞ Maria Collesia

126. Ogilvy, Helen, * NN.NN.1580

∞ Georg Spalding

127. Pfeiffer, Hermann

∞ Berlin 03.11.1903 Julie von Zülow

128. Pick, Andreas, Notar, * Nordhausen 07.06.1728, + Nordhausen 07.10.1797

1 Kind von Nr. 129

129. Pick, Johanna Sophie Christiane

∞ Groß-Wechsungen ca. 1778 Johannes Kämpffer

130. Racine, Marie Louise Charlotte, * Paderborn 25.07.1864

∞ Kiel 02.03.1906 Johannes Reinke

131. Rahne, Anna, * Schwerin NN.NN.NNNN, + Schwerin 15.05.1684

∞ Schwerin 06.06.1665 Johann Beselin

132. Raspe, Philipp Friedrich Beatus, Pastor, * Schwerin/Mecklenburg 17.09.1761, + Grünow 07.03.1836

∞ I. Grünow 10.01.1790 Caroline Köhler, II. Grünow 24.02.1810 Margarete Wentzel

133. Reinke II, Christiana Ernestina, * Golm 15.11.1803

∞ Kublank / Golm 03.07.1829 Karl Raspe

134. Reinke, NN, Schuster, * Rothspalk/Klaber

∞ NN NN

135. Rumpff, Katharina Dorothea Elisabeth, * NN NN, + NN NN

∞ Heinrich Kämpffer

136. Salomon, Emma, * Altona 16.02.1826, + NN NN

∞ Warin 01.04.1853 Carl Reinke

137. Schmeling, Kurt Günther, * Porto Alegre 15.05.1923

∞Porto Alegre 15.07.1950 Agnes Raspe

138. Schroeter, Katharina Elisabeth, * NN NN, + NN NN

∞ Johann Kämpffer

139. Schütze, Anna, * Güstrow 00.00.1584, + Rostock 22.10.1639

∞ ca. 1605 Protasius Marstaller

140. Schultz, Hildegard Helene Elfriede, Bibliothekarin, * 06.08.1898, + 14.03.1984

∞ Zicher/Küstrin 19.10.1923 Eberhard Sydow

141. Sievert, Jakob

1 Kind von Nr. 142

142. Sievert, ...

1 Kind von Nr. 143

143. Sievert, Johann Christian, * NN NN.NN.NNNN, + NN NN.NN.NNNN

∞Margarete Koch

144. Simon, Anna

∞Johannes Frank

145. Spalding, Georg, * Grange of Airlie, Airlie, Angus, SCT 1530-1535, + 07.07.1589

∞ Isabell Ogilvy

146. Sparbort, Anna Margarethe, + ca. 1677

∞ Johann Sukow

1 Kind von Nr. 147

147. Sukow, Dorothea, * Sternberg NN.NN.1686, + Sternberg NN.NN.1731

∞Sternberg 16.02.1714 David Frank

148. Stein, Margarete, * Rostock ca. 1520, + Rostock ca. 1557

∞ Rostock ca. 1548 Hans Beselin

149. Stoy, Friedrich Matthäus, Dr. med., + Stettin/Pommern 00.00.1796

∞ Wilhelmine Hufnagel

150. Sukow, Daniel, * Grabow NN.NN.1603, + Grabow NN.NN.1680

1 Kind von Nr. 151

151. Sukow, Johann, * Lübsee 02.07.1652, + Lübsee 27.08.1721

∞ I. Anna Sparbort, II. NN Kirchhoff, III. Anna v. Petersdorff

152. Sydow, Michael Friedrich, Superintendent, * Groß-Schönfeld, Kreis Greifenhagen, Pommern 02.02.1787, + Gnesen, Polen 23.12.1863

∞ Pyritz/Pommern 18.04.1813 Wilhelmine Stoy

153. Tarnow, Johannes

1 Kind von Nr. 154

154. Tarnow, Peter, Bürgermeister von Güstrow, * Güstrow um 1650, + Güstrow um 1709

1 Kind von Nr. 155

155. Tarnow, Johann Jochem, * NN.NN.1691, + NN.NN.NNNN

∞ Güstrow 20.09.1709 Anna Spalding

156. v. Behr, Christian

∞ Magdalene v. Both

1 Kind von Nr. 157

157. v. Behr, Juliane Susanne Wilhelmine, * Greese 27.08.1798, + Wismar 07.07.1876

∞ auf Nepersdorf 02.11.1821 Friedrich von Plessen

158. v. Both, Magdalene Margarethe

∞ Christian v. Behr

159. v. Buchwald, Dorothea, * Fresenburg/Holstein 08.03.1776, + Uetersen 02.03.1856

∞ 1803 Friedrich von Zülow

1 Kind von Nr. 160

160. von Zülow, Johannes Wilhelm Ludwig Schack, Premierleutnant/Königlicher Postmeister, * Kiel 05.12.1824, + Kiel 26.10.1881

∞ Wismar 01.02.1867 Karoline von Plessen

161. v. Petersdorff, Anna Rebekka

∞ I. Johann Sukow, II. Christian von Plessen

162. von Bibow, Lucie Luise, * NN 26.10.1737, + Büstedt 21.11.1786

∞ Herzberg 19.04.1759 Hans von Plessen

1 Kind von Nr. 163

163. von Plessen, Friedrich Wilhelm Ollrich, * Herzberg 30.12.1763, +

Nepersdorf 04.12.1818, Er wurde am 4. 12. 1818 in Neperstorf von seinem Diener nachts im Bett ermordet, und zwar mit seiner eigenen Holzaxt erschlagen, die auf der Holzrichte gelegen hatte.

∞ Stuttgart 22.01.1788 Karoline Freiin von Röder

164. von Plessen, Christian August

∞ Anna v. Petersdorff

165. von Plessen, Hans Friedrich, * Herzberg 14.08.1732, + Herzberg 21.12.1786

∞ Herzberg 19.04.1759 Lucie von Bibow

166. von Zülow, Friedrich Gustav Helmuth, Köngl. dänischer Postmeister, *Mönkenbrook/Holstein 15.12.1782, + Kiel 03.10.1863

∞ 1803 Dorothea v. Buchwald

167. Wentzel, Margarete Dorothea Friederike, * Wokuhl 06.03.1783

∞ Grünow 24.02.1810 Philipp Raspe

168. Westphal, Georg, * Waren 17.08.1665, + Schwerin 10.08.1728

∞ Schwerin 03.10.1695 Anna Beselin

169. Weyhe, Adolph Carl Wilhelm Ferdinand

∞ Blücher 08.08.1843 Louise Reinke

170. Wilbrand, Heinrich Karl, * Neddemin

1 Kind von Nr. 171

171. Wilbrand, Theodora Sophie Kathinka, * Demnitz, Fürstenwalde Spree 01.04.1857, + Neubrandenburg 12.12.1926

∞ Neddemin NN.NN.NNNN Max Lemcke

172. Zelle, Adolf Friedrich

∞ Julie Fischer

173. Zimmermann, Vanda, * Porto Alegre 19.01.1958

∞ Porto Alegre 31.12.1981 Bernhard Sydow

Danksagung

Diese Dissertation entstand in den Jahren 2008-2012 am Institut für Anatomie an der Medizinischen Fakultät der Universität Rostock. Daher möchte ich die Gelegenheit nutzen, um meinen Dank zum Ausdruck zu bringen.

Herrn Prof. Dr. med. A. Wree danke ich für die Überlassung des Themas dieser Dissertation, für Unterstützung und Betreuung bei Fragen und Problemen und für kritische Hinweise und Korrekturen. Besonders bedanke ich mich für die Freiheit, die ich während der Recherche und Entstehung der Dissertation genoss, welche maßgeblich zum Gelingen beitrug.

Ich bedanke mich ganz besonders bei der Familie Sydow (Brasilien) für die reichliche Unterstützung hinsichtlich der Reinke-Genealogie, in Wort und Bild, ohne deren Hilfe diese Arbeit nicht möglich gewesen wäre.

Für die Bereitstellung von Fotomaterial der Familie von Zülow bedanke ich mich recht herzlich bei Herrn Generalkonsul a.D. Bo Gerlach, dem Urenkel der Schwester der Ehefrau Reinkes, aus Schweden.

Ein herzlicher Dank gilt Frau Krüger vom Kirchenbuchamt des Landes Mecklenburg-Vorpommern, für die Geduld meine ständigen Anfragen schnellsten und umfangreich zu beantworten.

Dank auch den Mitarbeitern des Universitätsarchivs, den Mitarbeitern der Sondersammlung und des Bücherspeichers der Universität Rostock. Nicht vergessen möchte ich Herrn Dr. Krüger und seine Mitarbeiterin vom Stadtarchiv der Hansestadt Rostock.

Ein besonderer Dank geht an die Mitarbeiter und Mitarbeiterinnen des Anatomischen Institutes Rostock für die außerordentlich gute Zusammenarbeit. Sie waren mir stets Ansprechpartner und bereicherten mein Forschungsprojekt durch ihre Ideen und Anregungen. Sie nahmen mich freundschaftlich in ihr Team auf und unterstützen mich zu jeder Zeit.

Meinen lieben Freunden danke ich für ihre Geduld, Ausdauer, Gelassenheit, Zuspruch und Ruhe, mit denen sie mich ertragen haben und aufmunternd zur Seite standen, für den Spaß und den Zusammenhalt, den sie mir schenkten.

Des Weiteren danke ich meiner Mutter, Frau Birgit Dräger, für die gewissenhafte und strenge Durchsicht der Arbeit auf Fehler sowie für ihre Motivationskünste und guten Ratschläge.

Und zu guter Letzt bedanke ich mich bei allen meinen Kritikern, die mich haben zu dem Menschen werden lassen, der ich heute bin.

Thesen

1. Nach Anstellung als Assistent am pathologischen Institut der Universität Zürich unter Prof. Edwin Klebs (1834-1913) und Tätigkeit als praktischer Arzt in Dahmen (Mecklenburg-Vorpommern) führt die berufliche Laufbahn Friedrich Berthold Reinke (1862-1919) nach Rostock. Im April 1893 beginnt er seine Tätigkeit als erster Prosektor unter Prof. A. von Brunn (1849-1895) am Anatomischen Institut Rostock. Für die kommenden 11 Jahre bekleidet er das Amt.
2. Reinke entstammt einer Theologen-Familie. Am 11. April 1862 wird Friedrich Berthold Reinke in Ziethen nahe Ratzeburg im Herzogtum Lauenburg geboren. Er ist das neunte von zehn Kindern des Pastors Theodor Friedrich Julius Reinke (1817-1887) und der Ehefrau Henriette Gottfriede Caroline Juliane Elisabeth Reinke (1821-1880). Reinke wächst behütet im Schoße der Familie auf. Wie es bei Reinkes üblich ist, wird Friedrich, vom Vater von dessen Schwester Mathilde, zunächst zu Hause unterrichtet. Ab 1875 besucht der Knabe die Quarta des Carolinums Neustrelitz als Schüler. Am 11. November 1883 legt Reinke seine Reifeprüfung in der „Große Stadtschule“ in Rostock ab.
3. Wissenschaftliches Arbeiten, insbesondere die Mikroskopie, bedeuten für Reinke eine Bereicherung seines Lebens. Entschlossenheit und Ehrgeiz helfen ihm beim Erreichen seiner Ziele. Sein älterer Bruder ist Prof. Johannes Reinke (1849-1931), ein bekannter deutscher Botanist und späterer Ordinarius der Christian-Albrecht-Universität Kiel. Bereits als Quintaner entdeckt Johannes Reinke ein Farngewächs, das Brachsenkraut (Isoetes lacustris).
4. Seine studentische Ausbildung Reinkes entspricht dem früheren beruflichen Werdegang seines Bruders Johannes. Friedrich Reinke absolviert sein Studium der Humanmedizin in Göttingen und Kiel. J. Reinke wird 1879 erster Direktor des in Göttingen neu eingerichteten und neu erbauten Pflanzenphysiologischen Instituts. Als Johannes Reinke 1885 dem Ruf nach Kiel folgt, wech-

selt Friedrich ebenfalls dorthin, um dort ab 1886 als Assistent bei Geheimrat Prof. Dr. Walther Flemming (1843-1905) am Anatomischen Institut der Christian-Albrecht-Universität zu wirken.

5. Bereits als Student ist Friedrich Reinke von der Anatomie begeistert und beschäftigt sich mit den „*Untersuchungen über die Hornhautgebilde der Säugethieren*", welche 1887 im Archiv für Mikroskopische Anatomie veröffentlicht wird. Eine Ausgabe seines „Erstlingswerk" schickt Reinke nach Göttingen zu Professor Johann Friedrich Siegmund Merkel (1845–1919). Im Jahre 1890 besteht Reinke das Staatsexamen und approbiert. Am 28. März 1891 promoviert er mit „*Untersuchungen über das Verhältnis der von Arnold beschriebenen Kernformen zur Mitose und Amitose*"
6. Reinke beginnt 1893 in Rostock mit seinen histologischen Studien. Im selben Jahr verfasst er seine Habilitationschrift „Zellstudien", mit den hierfür notwendigen Beobachtungen hat er bereits in Kiel begonnen, den größten Teil erforscht er aber in Rostock. Im August 1894 erfolgt seine Ernennung zum Privatdozenten.
7. Bereits im Jahre 1895 bemüht sich Reinke um einen Anstellung als Prosektor in Göttingen unter Prof. Meckel. In diesen Bewerbungsversuch intervenierte Minister Friedrich Theodor Althoff (1839-1908) zu Ungunsten Reinkes.
8. Nach dem plötzlichen Herztod von Professor Albert von Brunn am 19. Dezember 1895 wird Friedrich Reinke zum kommissarischen Leiter des Anatomischen Instituts berufen. Mit der Ernennung von Prof. Diedrich Barfurth als neuer Direktor wird er in die Position des 1. Prosektors zurückgestuft. Das Arbeitsverhältnis bleibt bis zur Entlassung Reinkes im Jahre 1904 angespannt. Am 9. Oktober 1900 wird Friedrich B. Reinke zum außerordentlichen Professor der Medizinischen Fakultät in Rostock ernannt.
9. Während seiner Rostocker Zeit publiziert er seine bekanntesten Artikel: „*Untersuchungen über das menschliche Stimmband*" (1895), „*Beiträge zur Histologie des Menschen I. Teil. Über Kristalloidbildungen in den interstitiellen Zellen des menschlichen*

Hodens" (1896) und „*Beiträge zur Histologie des Menschen II. Teil. Über die funktionelle Struktur der menschlichen Stimmlippen mit besonderer Berücksichtigung des elastischen Gewebes*" (1897). In diesen Schriften beschreibt Reinke die nach ihm benannten Strukturen: den Reinke-Raum des Larynx und die Reinke-Kristalle des menschlichen Hodens.

10. Reinke beschreibt in seinen „*Untersuchungen über das menschliche Stimmband*" (1895) und in „*Über die funktionelle Struktur der menschlichen Stimmlippen mit besonderer Berücksichtigung des elastischen Gewebes*" (1897) die funktionelle Struktur des elastischen Gewebes in der menschlichen Stimmlippe. Den Anreiz zu dieser Arbeit gibt der anatomische Nachweis der Möglichkeit eines abgesackten Ödems des Labium vocale, eines Glottisödems, welches aus anatomischen Gründen bestritten wurde, zu generieren. Er führt die heute immer noch gültigen anatomischen Studien zum feingeweblichen Aufbau der Stimmlippen durch, indem er mit Injektionsversuchen ein künstliches Stimmbandödem erzeugt, und beschreibt den später nach ihm benannten „Reinke-Raum". Hierbei handelt es sich um eine lockere subepitheliale Verschiebeschicht, welche die oberste Schicht der Lamina propria bildet. Sie wird kranial von der Linea arcuata superior und kaudal von der Linea arcuata inferior, d. h. durch die Übergangszonen von Zylinder- zu Plattenepithel begrenzt.

11. Im Jahre 1895 findet Friedrich Reinke nach zahlreichen Untersuchungen von humanen Hoden die nach ihm benannten Reinke-Kristalle in den Leydig-Zwischenzellen („*Beiträge zur Histologie des Menschen I. Teil. Über Kristalloidbildungen in den interstitiellen Zellen des menschlichen Hodens*", 1896). Reinke berichtete, dass er die Kristalle in allen Hoden mit Spermatogenese gefunden hat. Er untersuchte zu diesem Zweck noch zehn weitere Hodenpaare von Körperspendern im Alter zwischen 15 und 65 Jahren. Nicht nachweisbar waren die Kristalloide bei einem 15-jährigen Jungen mit einem Kryptorchismus und bei einem 65-jährigen mit altersbedingter Hodenatrophie. Reinke-Kristalle lassen sich häu-

fig in den adulten Leydig-Zellen nachweisen. Dabei handelt es sich um globuläre Proteinuntereinheiten, deren funktionelle Bedeutung allerdings nicht genau bekannt ist.

12. Er war am Lehrbetrieb des Anatomischen Institutes beteiligt und unterstützte die histologischen Arbeiten der Promovenden. Nach einer Beschwerde seitens Barfurth wird Reinke die Teilnahme an den Präparierübungen nicht mehr gestattet. Am 30. Juni 1904 kündigt Barfurth Reinke die von ihm bekleidete Assistentenstelle eines Prosektors zum 01. Oktober d. J.

13. Nachdem endgültigen Zerwürfnis Reinkes mit Barfurth im Jahre 1904 arbeitet er noch 3 Jahre ohne Sold in einem zur Verfügung gestelltem Raum innerhalt des Physiologischen Institutes. Im November 1904 treffen Barfurth und Reinke eine Vereinbarung, dass Barfurth ihm, die Verantwortung für zwei Vorlesungen „Knochen- und Bänderlehre“ und „Allgemeine Anatomie“ bis auf Widerruf überträgt. 1908 verlässt Reinke mit seiner Familie Rostock und nimmt eine Anstellung als Assistent am Pathologischen Institut des Städtischen Krankenhaues Wiesbaden (heute: Dr.-Horst-Schmitt-Klink) unter Prof. G. Herxheimer an.

14. In Wiesbaden widmet er sich der ausschließlich der pathologischen Anatomie, insbesondere der Tumorpathologie. Über seine fortgeführten Experimente berichtet er in *„Experimentelle Forschungen an Säuge-tieren über Erzeugung künstlicher Blastome“* (1913). Diese Untersuchung behandelt die Frage, ob man echte Blastome auf experimentellem Wege willkürlich hervorrufen kann. Das Problem hat ihn seit Jahren beschäftigt und es war ihm auch schon früher gelungen bei Salamandern, also Kaltblütern, mannigfaltige adenomähnliche Wucherungen im Gehirn und an der Augenlinse mit 4%igem C_2H_5-O-C_2H_5 (Etherwasser) zu erzeugen (REINKE, 1907). Für Reinkes konsequente literarische Verfolgung des Tumorproblems zeugen die beiden Referate in den Lubarsch-Ostertag´schen Ergebnissen (LUBARSCH und OSTERTAG, 1913), die er zusammen mit Herxheimer erarbeitete. Trotz mehrjähriger Forschungsarbeit unter Professor Herxheimer

ist es Friedrich Reinke nie gelungen ein wirkliches Blastom zu erzeugen.

15. Während des 1. Weltkrieges arbeitete der bereits an Magenkrebs erkrankte und deutlich gezeichnete Reinke ohne Unterbrechung und alleine am Institut, während Herxheimer seinen Frontdienst als Arzt ableistet. Am 12. Mai 1919 erliegt Professor Friedrich Berthold Reinke im Alter von 57 Jahren im Paulinenstift seinem Krebsleiden.
16. In bis zu 30% aller Leydig-Zelltumoren des Menschen werden intrazytoplasmatische und intranukleäre Reinke-Kristalle gefunden. Sie stellen nach ein zwar inkonstantes Merkmal humaner Leydig-Zelltumoren dar, welches jedoch die Abgrenzung gegenüber anderen Hodentumoren deutlich vereinfachen kann. Reinke-Kristalle, die als pathognomonisch für humane Leydig-Zelltumoren angesehen werden, wurden in Übereinstimmung mit anderen Untersuchungen aus Tiermedizin nicht gefunden. Die detaillierte chemische Natur und ihre Beziehung zur endokrinen Aktivität sind bis heute noch nicht endgültig geklärt. Reinke-Kristalle sind augenscheinlich das Ergebnis einer spezifischen Funktion der Leydig-Zwischenzellen und gegebenenfalls der Ausdruck der eiweißanabolen Wirkung des von diesen Zellen gebildeten Testosterons.
17. Beim Reinke-Raum, der ein mikroskopisches Phänomen darstellt, wird bis heute diskutiert, ob es sich um einen Raum handelt. Die Lamina propria wird in drei Schichten differenziert, die obere, mittlere und die tiefe Schicht. Ihre viskoelastische Eigenschaften beruhen auf der extrazellulären Matrix aus retikulären, kollagenen (Typ I- und Typ III-Kollagenfasern) und elastischen Fasern, Glykoproteinen und Glykoaminoglykanen. Die Lamina propria superficialis unter dem Stimmlippenepithel entspricht dem Reinke-Raum. Sie ist in der Mitte der Stimmlippe 0,5mm dick und besteht aus lockeren ungeordneten Elastinfasern sowie gallertartiger interstitieller Flüssigkeit. Die spezifischen morphologischen Merkmale des Reinke-Raums sind eine spärliche Lymphdrainage und seine scharf markierten Grenzen. Diese anatomischen Beson-

derheiten gelten als Voraussetzung für die Entstehung der sog. exsudativen benignen Stimmlippenerkrankungen. Zu diesen gehören neben dem Reinke-Ödem der Stimmlippenpolyp und das Stimmlippenknötchen. Bei Ausbildung eines Reinke-Ödems kommt es zur Einlagerung großer Mengen gallertiger Substanz zwischen die Zellen und Fasern dieses submukösen Bindegewebes, vergleichbar mit der Entstehung einer Neobursa.

Publikationsliste

Folgende Publikationen sind durch die Ergebnisse dieser Dissertation realisiert worden.

Publikation 1:

Dräger DL, Branski RC, Wree A, Sulica L. Friedrich Berthold Reinke (1862-1919): Anatomist of the Vocal Fold. J Voice. 2011 May; 25 (3): 301-307

Publikation 2:

Dräger DL, Wree A. Friedrich Reinke (1862-1919) and his research on human testicles – the Reinke crystals. (28. Arbeitstagung der Anatomischen Gesellschaft 2011) DOI 10.3337/anatges. (Abstract)

Dräger DL, Holstein AF, Wree A. Friedrich Reinke (1862-1919) und seine Erforschung des menschlichen Hodens – die Reinke-Kristalle (28. Arbeitstagung der Anatomischen Gesellschaft, 28.-30 September 2011 in Würzburg) (Poster)

Publikation 3:

Dräger DL, Holstein AF, Wree A. Friedrich Berthold Reinke (1862-1919), der Mann hinter den Reinke-Kristallen und dem Reinke-Raum. 125 Jahre Anatomische Gesellschaft (1886-2011). Jubiläumsausgabe. Erinnerungen, Ereignisse, Erkenntnisse, Betrachtungen, unvergessliche Erfahrungen und wissenschaftliche Projekte von Mitgliedern der Anatomischen Gesellschaft. Anatomische Gesellschaft. Kaiser&Mietzner, Lübeck. 2011, S. 179-184

Publikation 4:

Dräger DL, Branski R, Sulica L, Wree A. Contributions of Rostock to the Otolaryngology at the beginning of the 20th century – the description of Reinke space (Anatomische Gesellschaft – 107th Annual Meeting, Frankfurt/Main, 2012) (Abstract und Poster)

Publikationen in Vorbereitung:

Dräger DL, Holstein AF, Branski R, Wree A. The History of the Reinke Crystals. Its meaning yesterday and today. Annual of Anatomy

Sulica L, Dräger DL, Wree A, Branski RC. The Reinke´s space. The Laryngoscope

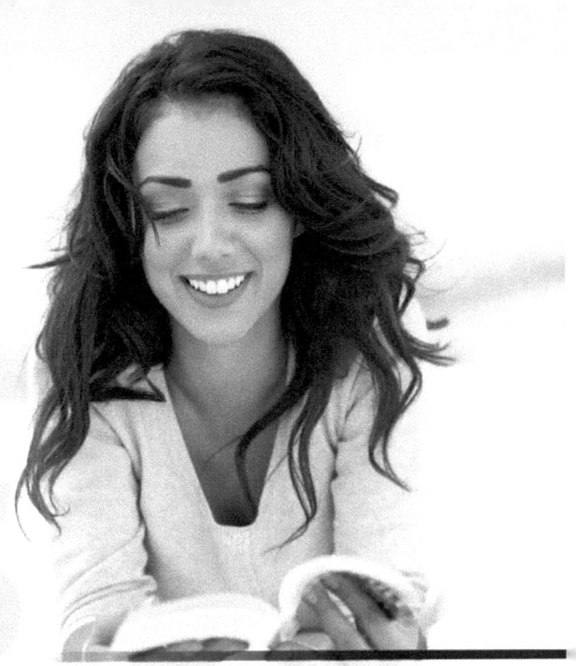

MIX
Papier aus verantwortungsvollen Quellen
Paper from responsible sources
FSC® C105338

Printed by Books on Demand GmbH, Norderstedt / Germany